NOUVEAU

PARFAIT BOUVIER.

NOUVEAU PARFAIT BOUVIER,

OU

Remèdes

PRÉSERVATIFS ET CURATIFS

POUR

LES MALADIES DU BÉTAIL.

NOUVELLE ÉDITION, REVUE ET CORRIGÉE.

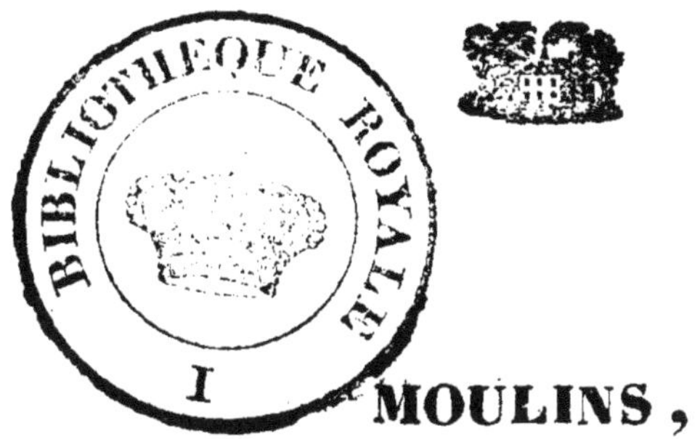

MOULINS,

IMPRIMERIE DE P.-A. DESROSIERS.

1833.

TABLE.

Fin de la Table.

RECUEIL

DE REMÈDES POUR GUÉRIR LE BÉTAIL,

ET LA MANIÈRE DE S'EN SERVIR.

Remèdes pour guérir le quartier, tachet ou lovet, qui vient sur les bêtes à cornes, même sur les chevaux, et qu'on appelle le quartier jaune.

PREMIÈREMENT, pour connaître si un bœuf ou une vache a le quartier, il faut chercher sous le gosier si vous y trouvez une glande comme une petite noix; s'ils ont cette glande, c'est une preuve qu'ils ont le quartier: aux chevaux, c'est la même marque. Vous chercherez aussi dans tous les membres si la peau de la bête ne feuillète point, et s'il n'y a point d'enflure; alors, si vous trouvez ces marques sur la bête, vous ferez ce qui suit pour la guérir.

Vous prendrez un bon verre d'huile d'olive, un verre de bon vin, une tête d'ail ou un peu de poivre que vous pilerez ensemble, et leur ferez avaler le tout; et si la bête a une des jambes tirante, qu'elle ait de la peine à marcher, vous la saignerez aux petits onglons de la jambe malade. Si vous voyez que le mal soit dans le corps de la bête, vous lui ferez deux ouvertures derrière chaque épaule, et vous mettrez dans les ouvertures de la racine d'ortie avec un peu de sel. L'on ne donnera à manger à la bête que peu de nourriture, jusqu'à ce qu'elle se porte mieux.

Autre remède pour connaître quand une vache ou un bœuf à le frelin ou le cossu.

Vous mettez la main dans la gueule de l'animal, et si vous trouvez que le palais soit enflé, vous n'hésitez pas de faire une saignée au palais de la bête, et lui laverez ensuite la gueule avec du vinaigre, du poivre et des porreaux, et lui ferez avaler le tout.

Autrement.

Vous lui traverserez l'oreille avec une alêne, et mettrez dans le trou un morceau de racine appelée pate de lion ou ellébore; ce qui fera ramasser tout le venin du corps de la bête.

Pour guérir les chevaux des avives.

Prenez de la ciguë que vous pilerez, mettez du gros sel parmi, puis en exprimez le jus, que vous ferez distiller dans l'oreille du cheval, et du marc par-dessus, et le faites promener quelque temps.

Pour faire venir la corne à un Cheval.

Prenez du vieux-oing, suif de bouc ou de mouton, huile d'olive, de chacun une once ; de la seconde écorce du sureau où ièble, avec de la cire neuve, dont vous composerez un onguent.

Pour les chevaux encloués.

Prenez de l'onguent de Villemaigne, et mettez en dans l'enclouure.

Pour le même

Prenez le jus de feuille de sureau, puis le marc par-dessus, et faites-le ferrer.

Pour le même : Recette de feu M. le maréchal de Biron.

Prenez résine, picis navalis, ceræ novæ, onguent basiliconis, de chacun deux onces; sebi hircini, trois onces ; téréb. vénét., holsiti optimi, de chacun quatre onces, omnibus liquefactis ac permixtis, adde saccharum pulverisatum, ut fiat emplastrum. Il faut tirer le clou ou l'escot, et faire une fente de longueur, puis avoir un fer chaud pour le faire dégoutter et fondre dedans, et mettre de la bourre par-dessus ou de la poix, en la retraite, qui est un clou recourbé par le milieu, qui presse le pied, et qui est plus dangereuse que la simple enclouure; car l'apostume vient à soustiller quelquefois entre la corne et le poil. On la découvre quand on vient à frapper sur les deux pieds: celui duquel il se freint, c'est celui qui fait le mal.

Pour le second, il faut verser de l'onguent par-dessus et engraisser autour deux fois le jour: si vous ne pouvez avoir l'escot, il le fait tomber en deux jours.

Il ne faut pas s'arrêter au chemin pour enclouer ou faire déferrer le cheval.

Cette recette est venue de M. le Maréchal de Biron qui la tenait bien secrète, et donnait de l'onguent à ses amis.

Autre pour l'enclouure : Recette de M. de Turenne.

Prenez poix de Bourgogne, gomme élémi et galbanum, de chacun deux onces; fondez le tout ensemble avec de l'huile rosat; il n'en faut appliquer que deux fois au pied du cheval.

L'usage.

Il faut mêler avec ledit emplâtre un peu de suif, et quand on découvre l'enclouure, l'appliquer tout bouillant, et mettre par-dessus un peu d'étoupes: cela guérit en un jour.

Pour la piqûre : Recette de M. le duc de Veimar.

Prenez de l'ortie blanche et la pilez, y ajoutant du sel et du poivre tant soit peu: exprimez le jus et le faites dégoutter dans le trou, puis le marc par-dessus, et bouchez avec du suif ou de la cire, et faites ferrer.

Pour le même.

Prenez de la cire jaune, térébenthine de Venise, une once et demie; gomme élémi, une livre; résine, storax liquide, benjoin, quatre onces; bétoine et plantain, huit manipules; sommités d'hypericum, quatre manipules; de l'huile d'hypericum la quantité qu'il en faut; le tout sera fait en onguent, duquel désirant vous servir, vous en ferez fondre un peu dans une cuiller d'argent, en ferez dégoutter dans le trou, et ferrerez en même temps. Cette recette a été donnée pour bien expérimentée.

Pour le farcin des chevaux.

Prenez de la graine de frêne, quatre onces; gomme d'églantier, une once et demie; de toutes ces choses il faut faire une poudre comme il suit :

Premièrement, il faut sécher ladite graine de frène; après lui avoir ôté une pellicule qui est dessus, la mettant sur une brique dans le four médiocrement chaud. On en fera de même du cumin et des pommes d'églantier, prenant garde toutefois que les uns et les autres bouillent : le tout ainsi séché, il le faut piler ou conjointement, ou séparément.

L'usage.

Il faut faire saigner le cheval le matin, et commencer à midi à lui donner de la poudre, trois jours après il faut le faire saigner derechef, et au huitième jour réitérer encore la saison. Si le mal est grand, on donnera trois fois le jour de ladite poudre: le matin, à midi et le soir.

La dose de ladite poudre est une pincée.

La manière de la donner est dans du pain jusqu'à guérison.

Pour le même.

Prenez du lierre terrestre , une petite poignée, que vous froisserez dans la main, ajoutant une pincée de sel, et metterez dans l'oreille du coté du farcin, bouchant bien l'oreille avec du coton, la garottant avec un cordon, et l'y laisserez environ trente heures, qui est le temps de la guérison.

Pour le même.

Prenez des racines d'oseille ronde, et feuilles de lierre terrestre hachées ensemble, vous les mettrez parmi l'avoine du cheval, et il guérira pourvu que le maréchal n'y ait pas mis le ferrement.

Pour un javart.

Prenez le levain blanc de cinq ou six poireaux, quatre onces de vieux-oing, cire neuve huile d'olive, de chacun deux onces; un demi-setier de vinaigre; mettez le tout dans un pot neuf, et faites-le bouillir deux ou trois bouillons, jusqu'à ce que le vinaigre soit consumé; c'est pour faire quatre emplâtres et plus.

Pour la pousse des chevaux.

Après la purgation ci-après, qui suffit seule s'ils ne sont que gros d'haleine, il leur faut mêler dans leur avoine, pendant trois jours, soir et matin, une pinte de lait tiède une poignée de lin concassé: cette semence est particulière pour cela; les maquignons s'en servent fort pour donner à leurs chevaux.

Pilules pour purger les chevaux.

Prenez de l'aloës calabin, une once et demie; agaric, demi-once; coloquinte préparée, une drachme; thériaque diutessuren, une once et demie; mêlez le tout ensemble et l'incorporez dans une livre de lard qui ait trempé deux fois vingt-quatre heures dans de l'eau fraîche qu'il faut changer de trois heures en trois heures; formez-en des pilules grosses comme une noix que vous couvrirez de poudre de réglisse ou de son, et les ferez avaler; il faut auparavant que le cheval ait demeuré bridé l'espace de trois heures.

Après les avoir prises, vous lui ferez avaler demi-livre d'huile d'olive, mêlée dans une pinte de vin qui soit tiède, le couvrant bien, et le promenant l'espace de trois heures; après quoi le remettre à l'écurie, et ne lui point donner d'avoine de trois jours.

Il ne sera abreuvé que le lendemain à midi, qu'on lui fera boire dans l'écurie de l'eau blanche, avec de la farine et un peu de son; en même temps, vous le mènerez à la rivière, lui faisant tremper tout le ventre jusqu'aux côtés, l'espace de demi-heure, et ne le laisserez pas boire, car il aurait des tranchées; puis le remènerez en l'écurie, et lui donnerez du foin: la purgation est trente heures avant que d'agir, ordinairement c'est au sortir de la rivière qu'elle fera son effet, qui dure quelquefois deux jours; ils vident des puanteurs incroyables, et quelquefois des glaires.

Durant la purgation ils sont tristes et dégoûtés. Après les trois jours, il leur faut nettoyer la bouche avec du poireau, du sel, du vinaigre, et leur donner un coup de corne. Après cela ils ont un appétit incroyable, et deviennent fort gras en peu de temps ; c'est la meilleure recette du monde pour remettre les chevaux qui semblent être perdus : il y en a qui purgent leurs chevaux de trois mois en trois mois avec ces pilules ; cela leur donne le port bon.

Pour breuvage à un cheval.

Prenez du miel rosat, poudre cordiale, anis battu, de chacun une once; pour 5 sous de scammonée ; huile d'olive, deux onces ; pour un sou de safran, une pinte de vin blanc, de la coloquinte et de la rhubarbe.

Breuvage pour un cheval morfondu.

Prenez des clous de girofle, muscade, poivre, de chacun une demi-once ; cumin, fromagie, de chacun une once et demie ; gingembre, une drachme ; miel commun, huile d'olive, de chacun quatre onces ; du plus fort vin blanc, chopine ; mêlez le tout ensemble et faites le boire au cheval.

Pour les maux de têtes des chevaux.

Il leur paraît sous la langue comme la

pepie, sur laquelle il faut appliquer avec une petite éponge de la thériaque détrempée dans du vinaigre rosat, et y en remettre souvent, et ils guériront assurément.

Pour le même.

Prenez de la farine de froment, térébenthine, sang de dragon, quatre onces de chacun; mastic en poudre, une once; quatre moyeux d'œuf: le tout bien mêlé sera appliqué sur le front du cheval pendant trois jours.

Pour faire écumer un cheval, et qu'il ait la bouche fraîche.

Il faut envelopper l'embouchure du mors de poudre de staphisaigre.

On aime un cheval qui a la bouche fraîche, parce que ceux qui l'ont sèche sont plus dégoûtés, et sont presque demi-heure avant que de manger quand ils sont arrivés à l'écurie.

Pour teindre le silaire quand un cheval est vieux.

Prenez égales parts de chaux éteinte et de litarge d'or préparée, mêlez-les en forme d'onguent, duquel frottez le poil à contre-poil, et mettez par-dessus quelques feuilles vertes; il est tout-à-fait teint en deux fois : cela teint bien, si on y met de l'encre noire.

Remède pour un cheval qui pisse le sang.

Prenez du jus de rue, détrempez-le avec du vinaigre, et versez-en dans la bouche du cheval huit jours de suite. Ou bien faites-lui, trois matins de suite, une saignée sur le nerf tendant; c'est un remède éprouvé.

Lorsqu'un cheval est galeux ou teigneux.

Prenez du vieux-oing ou sain-doux, de la poudre à canon, un peu d'alun, du savon de Venise et du vert-de-gris; cela le guérira.

Lorsqu'un cheval est échauffé avec ébulition de sang.

Ouvrez-lui la veine sous la langue; faites une infusion sur les fibres, prenez ensuite une demi-once de thériaque et un quart-d'once d'eau d'oseille, et vous verrez que la chose ira mieux.

Lorsqu'un cheval a l'urine couleur de sang.

Faites un potage de vin; mettez-y deux noix-muscade rapées, avec un peu de lard tranché en lardons: faites-en boire un peu tiède à la bête. Le remède est très-bon.

Pour faire sortir les taupes d'un jardin.

Faites un fagot du chanvre vert, et le

mettez dans une fosse de deux ou trois pieds de profondeur, que vous couvrirez de terre. et en se pourrissant il donnera une telle puanteur, qu'elle fera mourir ou chassera les taupes qui y seront.

Autrement.

Il faut répandre de la fiente de pourceaux.

Pour faire tomber les chenilles.

Remplissez un pot neuf de charbons ardens, et mettez-y de l'encens, avec de la gomme noire; présentez le pot aux branches où il y aura des chenilles, ladite fumée les fera toutes tomber et mourir.

REMÈDES

POUR LES DIFFÉRENTES MALADIES DE BÊTES A CORNES ET AUTRES.

Manière de connaître et de traiter la petite vérole pourpre dans les animaux.

CETTE maladie fait mourir bien du bétail, à cause que la peau des animaux est si dure, que rarement la malignité peut-elle se faire jour à travers. On a remarqué que tous ceux qui en guérissent ont été couverts de gale, et même que tout le poil est tombé à quelques-uns.

Signes de la maladie

Ils ont la tête basse, les oreilles froides et pendantes, le regard triste, les yeux troubles et larmoyans, et il en sort une chassie purulente; les naseaux plissés, et il sort de leur cavité un matière glaireuse et très-épaisse. Il sort aussi de leurs poumons une haleine très-puante. Ils ont une grande peine à respirer, accompagnée quelquefois de battemens de flancs et d'une toux très-violente, et un frisson qui les tient si violemment, qu'à peine peut-on les réchauffer.

Les vaches tarissent totalement ou en partie, suivant que la fièvre est plus ou moins forte.

Les bêtes que l'on a ouvertes et anatomisées dans cette maladie, tant bœufs que vaches mortes ou mourantes, avaient un des estomacs, nommé le livre ou psautier à cause des différens feuillets qui le composent, d'une dureté si considérable, qu'à peine la hâche pouvait-elle se faire jour à travers. Cette dureté ne doit pas être regardée comme cause de la maladie; mais comme accident; car cette dessication n'est qu'un effet de la violence de la fièvre. On leur a trouvé aussi l'épiploon, les intestins grêles, et le mésenthère très-enflammé et parsemé d'une grande quantité de taches livides, qui faisaient voir visiblement une très-grande malignité et un sang presque gangrené. La visicule du fiel était si pleine et si tendue, qu'elle avait quatre fois la grosseur naturelle, remplie aux uns d'une liqueur semblable à de la poix fondue, et aux autres comme une eau claire, n'ayant nulle consistance. Le foie, la rate et les reins très-peu altérés. Le boyau droit ou *rectum* à quelques-uns très-ulcéré. Passant dans la dissection du bas-ventre à la poitrine, on a trouvé à quelques-uns les poumons très-enflammés et quelquefois trèsulcérés. A l'égard du cerveau, il était presque dans son état naturel.

Manière de traiter cette maladie.

Par les observations ci-dessus, il a paru que la saignée était très-nécessaire, parce qu'en désemplissant les vaisseaux, le sang circule et se développe plus aisément. C'est pourquoi il est nécessaire que du moment qu'on aperçoit que quelques-uns de ces animaux tombent malades, on les fasse saigner promptement à la veine du cou, et on doit même réitérer la saignée deux ou trois fois, à douze heures de distance l'une de l'autre.

La quantité de sang qu'on doit tirer ser proportionnée à la force de l'animal; savoir. aux bœufs, deux livres chaque fois ; aux vaches, une livre et demie ; aux jeunes taureaux et génisses, une livre.

Une demi-heure après chaque saignée, on leur fera prendre un breuvage composé comme il suit :

Un pot de vin et un pot d'eau qu'on mettra ensemble, absynthe, sauge et cresson d'eau ou aquatique, de chacun une poignée, que l'on hachera bien menu. On fera bouillir le tout pendant un quart-d'heure, puis on passera à travers un linge, et on ajoutera dans la liqueur demi-once de safran coupé bien menu. On partagera cette liqueur en quatre parties égales, qu'on donnera à la bête malade de quatre en quatre heures. Il faut que le breuvage soit chaud, et on ne lui donnera rien dans l'intervalle des prises.

Si la maladie augmente, on lui donnera le breuvage suivant :

Une chopine de bon vin, demi-once de fiente de pigeon fraîche; et en cas qu'on n'en trouve pas, on prendra de celle de poule, en en mettant un peu plus; deux gros de soufre, un gros d'ellébore ou mausser en poudre, un gros de sabine, pour les bœufs, demi-gros pour les vaches, et aux jeunes taureaux et génisses à proportion, trois gros de salpêtre, une grosse poignée bien écrasée de genièvre. On laissera infuser le tout une demi-heure sur la cendre chaude, se donnant bien garde de le faire bouillir. On partagera ce breuvage en deux prises, qui seront données à douze heures de distance l'une de l'autre. On réitérera ce remède suivant le besoin.

Il faut observer de ne point donner aux vaches pleines ni sabine, ni ellébore.

Pendant toute la maladie on aura soin de leur faire boire très-souvent de l'eau dans laquelle on aura fait bouillir bourrache et buglose, plantes cordiales qui se trouvent communément dans la campagne et les jardins.

Pour les bêtes qui ont le flux de sang ou de ventre.

On prendra une chopine de vin rouge, deux gros roses de provins, demi-once poudre de coques de gland, une demi-muscade rapée, trois gros de brique ou de tuile en poudre très-fine. On fera infuser le tout sur la cendre chaude pendant une demi-heure, puis on donnera le remède à l'animal, et on le laissera quatre heures sans lui rien faire prendre. Dans les endroits où on pourra trouver du sumac et du bol, on en mettra dans le breuvage une demi-once de chacun, et l'on réitérera le remède selon le besoin.

Autre remède pour le flux de ventre.

Pour le flux de ventre qui vient pour avoir mangé herbes ou autres choses de difficile digestion, il faut empêcher les bêtes de manger aucunes herbes pendant deux ou trois jours; mais on leur présentera durant ce temps-là des feuilles d'oléâtre, de plantain, de queue de cheval, et quelquefois de la graine de morelle. On ne leur donnera alors que très-peu à boire, et même rien le plus souvent.

Autre.

Ne donnez à manger pendant quelques jours à la bête qui a le flux de ventre, que des feuilles d'origan tendre, et d'auronne de jardin, et ne lui donnez à boire chaque jour que deux bocaux d'eau où vous aurez fait tremper des feuilles de laurier.

Pour le ventre constipé.

Pour lâcher le ventre, prenez deux onces de lierre, une once d'aloës hépatique; triturez le tout dans l'eau tiède, et faites-le avaler le matin à la bête.

Pour arrêter le pissement de sang.

Faites avaler à la bête jus de plantain, avec de fort bonne huile; prenez poudre de tartre et de courgue sauvage, détrempez-les dans du vin rouge et des blancs d'œufs, et faites-le lui avaler avec une corne. Si vous ne lui apaisez ce pissement, dans vingt-quatre heures elle mourra.

Quand la bête ne peut pisser.

Si la bête ne peut pisser qu'avec peine, saignez-la de la veine de la vessie, et faites-lui avaler pendant trois matins consécutifs un breuvage fait de miel, d'huile et de vin blanc, le tout bouilli ensemble, puis vous la laisserez reposer huit jours.

Pierre dans la verge.

Si le bœuf a la pierre dans la verge, jetez-le par terre, puis, faites-lui tenir la verge avec des tenailles un peu plus haut que l'endroit où sera la pierre ; faites ensuite ouverture au côté de la verge pour en tirer la pierre ; puis consolidez la plaie avec térébenthine lavée quatre fois dans de l'eau de queue de cheval.

Pierre dans la vessie.

Si le bœuf a la pierre dans la vessie, prenez deux onces de fenouil marin pilé, deux drachmes de clous de girofle, une drachme et demie de poivre ; pilez le tout et lui faites avaler dans du vin rouge tiède. Si ce remède n'opère pas, étant réitéré quelques jours, il faudra tailler le bœuf pour tirer dehors la pierre.

Pour le verge endurcie.

Oignez deux fois le jour la verge endurcie du bœuf, d'un onguent fait de racines de guimauve pilées et de beurre frais.

Breuvage et préservatif contre divers maladies du bétail.

Prenez une chopine de bon vin, dans laquelle vous mettrez safran coupé bien menu, le poids de deux gros; deux coques d'œuf calcinées et réduites en poudre; un gros de soufre. Après que l'animal aura avalé le remède, on le laissera deux heures sans manger.

Il ne faut pas omettre de faire parfumer souvent les étables avec bois et grains de genièvre.

On peut aussi pendre au cou des bêtes du camphre, la grosseur d'un œuf enveloppé dans un morceau de cuir.

Dans le sac de camphre on mettra une tête d'ail, ou un crapaud séché au four.

La poudre de crapaud est un très-bon préservatif. On peut en faire prendre deux ou trois fois par semaine au bétail, deux à trois gros chaque prise dans une chopine de vin.

Pour le charbon ou les abcès qui viennent à la langue des bœufs ou autres bêtes à cornes.

Il y a quelques années que le bétail fut attaqué, dans quelques provinces de France, d'un abcès ou chancre à la langue, qui en fit mourrir un très-grand nombre avant qu'on eût trouvé le remède qui suit :

Prenez de l'ail, du poivre et du sel, pilez le tout ensemble, et le mettez dans du vin et du vinaigre, avec lequel vous laverez la plaie plusieurs fois le jour, en observant de ratisser auparavant l'endroit malade avec une cuiller ou un autre instrument.

Quelquefois les bords de la plaie deviennent durs et calleux; pour cela vous prendrez le bout d'un morceau de fer trempé dans l'esprit de vitriol. On procurera la chûte de l'escarre en lavant souvent la plaie avec du vin, dans lequel on aura mis du miel commun, du sel et de l'ail pilés et un peu d'eau de vie.

Pendant le traitement, il est nécessaire de purger l'animal deux ou trois fois avec roquille de vin, une tête d'ail pilée, deux gros de fleur de souffre et une once et demie d'*assa-fœtida*.

Autre recette pour le chancre volant, qui attaque les bœufs, vaches et veaux, et quelquefois aussi les chevaux, mulets, ânes, chèvres, porcs, etc.

Cette maladie fit beaucoup de ravages en 1682 et en 1705 dans le Dauphiné, la Savoie et la Suisse, etc.

Elle se manifeste par une espèce de pustule ou de vessie, qui survient au bétail au-dessus ou au-dessous de la langue et plus bas contre le gosier, où il se forme une pourriture qui leur fait tomber la langue en vingt-quatre heures, si on n'y apporte promptement les remèdes suivans :

1°. Il faut racler la plaie, vessie ou crevasse avec une cuiller ou une pièce d'argent, jusqu'à ce qu'elle saigne bien. Il faut éviter que la bête n'avale ce qui s'en détache en raclant.

2°. Il faut ensuite laver la plaie avec de l'eau fraîche.

3°. Il faut prendre une pièce ou coupeau de drap écarlate, la tremper dans du vinaigre et du sel, en frotter la plaie plusieurs fois, la trampant chaque fois. On aura soin de brûler cette pièce de drap, pour éviter l'infection, et ce morceau de drap ne pourra servir que pour une seule bête malade.

4°. Il faut prendre des aulx, de la sauge, des artichaux sauvages, qu'on appelle ordinairement jombarde, et en latin *semper vivum majus*, qui croît sur les toits ou murailles ; du plantin, de la racine d'impératoire. On pilera le tout ensemble, on le mêlera avec du sel et du vinaigre, et on en frottera la plaie et toute la gorge assez long-temps.

Celui qui traitera le bétail malade, doit avoir soin de se bien laver les mains avec du vinaigre ou de l'eau de vie, pour éviter la communication du mal.

Lorsque ce mal survient dans une province, il faut être attentif à visiter souvent la langue et toute la gorge du bétail, et la lui laver de temps en temps avec du vinaigre et du sel. On donnera aussi à manger, tant au bétail sain que malade, du pain avec de bonnes herbes hachées, mêlées avec du sel.

Recette admirable pour la pulmonie des bœufs et des vaches.

Prenez une once et demie d'huile d'aspic, une once et demie d'huile de genièvre, une cueillerée d'alun pulvérisé, une ceuillerée de poudre à canon ou salpètre, une ceuillerée de limaille de cuivre : puis pilez le tout très-fin, et mêlez cette poudre dans les huiles en les bien brassant, jusqu'à ce que la poudre soit bien délayée, car c'est une des raisons principales. Dès que l'on a réduit toutes ces drogues en poudre, il faut bien les brasser dans l'huile; cela fait, vous en mettrez dans chaque narine du bœuf, ou de la vache une cuillerée et demie, et, pour pouvoir le mettre, vous ferez tenir la tête de la bête bien haute, afin que les poudres descendent sur les poumons, et vous ne la lui laisserez pas rabaisser, que vous n'ayez connu que le remède soit descendu sur les poumons, et alors vous lui mettrez dans chaque oreille un demi-verre de bon vinaigre, qui, par sa force, oblige la bête à secouer la tête avec violence; ce qui fait encore mieux descendre le remède. Il fera son effet peu de temps après, en obligeant la bête à jeter par les naseaux beaucoup de vilenie et poumons pourris, en faisant des efforts extraordinaires qui ne doivent pourtant pas vous étonner ; car il n'en arrivera aucun mal : cependant, comme cela affaiblit et dégoûte la bête de manger, vous en aurez soin, vous tâcherez de la faire manger; vous lui donnerez trois fois ce remède à jeun, et de deux jours l'un, autrement il serait dangereux. Vous ne lui donnerez à manger que deux heures après. Si, après les trois doses prises, le mal continue, il faut aussi réitérer le remède, Les vaches pleines n'avorteront point.

On a remarqué qu'il y a de ces animaux d'un tempérament plus fort et plus robuste que les autres, et qui ne jettent pas avec la dose susdite ; vous leur mettrez donc deux cuillerées à chaque narine, au lieu d'une cuillerée et demie, et un peu plus de vinaigre à chaque oreille. Vous verrez qu'ils jetteront bien.

Il ne faut plus donner de remède, lorsqu'après avoir bien jeté ils ne jettent plus.

La vertu du remède est de faire détacher et sortir le poumon pourri et gâté, de sorte qu'il ne reste que celui qui est sain.

Autre

Autre secret pour guérir les bœufs et les vaches de la pulmonie.

Prenez deux livres et trois onces de croue métallerone, une livre de souffre de tartre, une once et demie de poudre d'orviétan; mettez toutes ces drogues ensemble, après les avoir bien pilées; donnez-en deux onces à la bête malade, de deux jours en deux jours, pendant dix ou douze jours, avec deux verres de vin rouge, dans lesquels il faut jeter lesdites drogues pour les donner plus aisément. Il en faut aussi donner une once et demie par semaine, aux bêtes qui n'ont point encore de mal, afin d'empêcher que le mal leur vienne. On les laissera sans manger trois heures avant et trois heures après le remède. Remarquez que, pour détourner le mal, il faudra leur donner ce remède pendant un mois une fois la semaine. S'il y a beaucoup de bétail il faut doubler les drogues, et faire en sorte qu'on puisse leur en donner pendant un mois ou six semaines.

Pour une vache qui à perdu son lait.

Prenez du pourpier, de la véronique, et du sel avec de la lèche; donnez-en tout pulvérisés à la bête.

Pour les bêtes qui ont des poux.

Prenez les cimes des sapins et des pins, et des brins de genévrier, et du savinier; faites-en une décoction ou lessive, et lavez-en la bête; cela fera mourir dans une nuit toute cette vermine.

Pour le bœuf qui à le pied enflé.

Appliquez-y un cataplasme de feuilles de sureau avec du vieux-oing. S'il a la corne fendue, prenez du vinaigre, du sel et de l'huile avec de la poix, faites-en un onguent, mettez le dessus, et il guérira.

Pour préserver les bœufs, vaches et autres bêtes de maladies.

Purgez-les deux fois par année avec du lupin et graine de cyprès que vous aurez mis tremper dans du vin, l'espace de vingt-quatre heures.

Pour donner appétit au bétail.

Prenez du sel et du vinaigre, frottez-leur en la bouche.

Pour dégonfler le bœuf.

Il faut lui mettre la main dans le fondement, et une corne percée des deux bouts; cela le dégonflera.

Pour lui lâcher le ventre.

*Faites-lui avaler deux onces d'aloës avec de l'eau et du vin.

Pour le bœuf qui pisse le sang.

Prenez du liége, et faites-le lui avaler.

Pour une vache qui à mal à la tetine.

Prenez de la terre grasse, cuisez-la avec du lait et appliquez--la dessus.

Contre la morcure d'un frelon.

Frottez la bête mordue, de céruse détrempée dans de l'eau, et arrosez les endroits où elle pâturera, de décoction de graine de laurier pour faire fuir les taons. pour préserver la bête, on peut la frotter de cette décoction, et si elle a été piquée, mouillez l'endroit avec la salive de ladite bête.

Pour les bœufs qui ont mangé de la bête appelée fouille-merde.

Faites-leur d'abord avaler du lait de vache, ou décoction de figues sèches ou de dattes dans du vin, et donnez-leur des clystères fort âcres.

Pour les bœufs rogneux.

Frottez-les d'ail broyé, de sari.tte avec

du souffre et du vinaigre, de noix de gale pilée dans du jus d'herbe à chat ou *marrubium*, avec de la suie.

Pour les ulcères.

Frottez-les de mauve pilée et mise dans du vin blanc.

Pour les cloux et apostumes.

Il faut le faire mûrir avec du levin, oignon de lis ou de squille, et du vinaigre, les crever et les nettoyer avec l'urine chaude de la bête, y mettre des tantes trempées dans de la poix liquide, enfin de la charpie trempée dans du suif de chèvre ou de bœuf.

Pour le mal des yeux.

S'ils sont enflés et tuméfiés, l'on fait une collyre de farine de froment pétri avec de l'hydromel. S'il y a taie ou ongle, on prend du sel ammoniac, et on en fait un onguent avec du miel. S'ils larmoient et salissent les joues du bœuf, en distillant sans cesse, prenez de la bouillie de farine de froment mettez-en un cataplasme sur l'œil.

Le pavot sauvage, tige et racine pilées avec le miel, sert de collyre.

Pour le mal des flancs.

Faites un cataplasme de trois poignées de semances de choux, avec un poisson d'amidon ; pilez le tout ensemble, et délayez-le dans de l'eau froide, puis appliquez-le sur les parties malades. On peut aussi prendre trois poignées de feuilles de cyprès sans le rameau, et en faire comme dessus, en y ajoutant du fort vinaigre, lorsqu'on le dissout.

Pour le mal de reins.

Il faut tirer du sang des veines du train de derrière, ou bien de la veine appelée matrice, qui se trouve le long des flancs approchant des reins, et donnez-leur à boire du jus de poireaux, ou bien de leur urine.

Pour la difficulté de l'haleine.

Traversez-lui l'oreille ou la grande peau du gosier avec de la racine de pomelée, ou de pate de lion, ou d'ellébore.

Pour les épaules retirées.

Si la bête a une épaule retirée, il faudra la saigner au pied de derrière du côté opposé. Si elle l'est des deux, on la saignera des deux pieds.

Quand le bétail a le cou froissé.

Si une bête a le cou froissé et le chenon pendant et enflé, saignez-la d'une oreille.

Si c'est au milieu, saignez-la de toutes les deux, et mettez sur le mal un emplâtre fait avec de moëlle de bœuf et du suif de bouc, fondus par égale portion dans de l'huile ou de la poix liquide ou fondue : frottez-la aussi aussi avec une couenne de lard sans rien de gras. Il faut que cette couenne soit d'un mâle un peu échauffé. Continuez matin et soir, l'espace de cinq ou six jours.

Quand la peau tient aux os.

Bassinez la bête avec du vin, ou seul, ou mêlé avec de l'huile.

Pour les bœufs qui clochent.

Si un bœuf cloche, pour avoir eu froid aux pieds, il faut le laver avec son urine vieille et tiède. Si c'est par l'abondance du sang qui se retire au pâturon et sur le pied, il faut resoudre en frottant bien fort et scarifiant ; s'il ne veut pas partir par ce moyen, et s'il est déjà descendu, il faudra fendre l'ongle par le bout jusqu'au vif, et l'en faire sortir, et envelopper le pâturon d'une bourse de peau jusqu'à la guérison, crainte que l'eau n'y fasse du mal. Si c'est un nerf foulé qui le fasse clocher, il le faut bassiner avec du sel et de l'huile. Si c'est un genoux enflé, il le faut bassiner avec du vinaigre chaud, ou de la décoction de millet et de graine de lin. En tous évènemens il faut sonder l'endroit malade, et mettre dessus du beurre frais, lavé dans de l'eau et du vinaigre, et à la fin faire de l'onguent de beurre salé avec de la graisse de chèvre. Si le bœuf cloche pour s'être planté quelques échardes, ou heurté contre quelque pierre, il faudra bassiner l'endroit avec de l'urine chaude, et mettre dessus du vieux-oing fondu dans de l'huile et poix liquide. Rien ne les préserve plus de clocher, que de leur laver les pieds avec de l'eau froide, aussitôt qu'ils sont découplés, et de les frotter ensuite avec du vieux-oing.

Pour les bœufs qui ont la corne fendue.

Si la corne est fendue, étuvez-la d'abord de vinaigre, de sel, mêlés ensemble; mettez après cela du vieux-oing fondu dans de la poix neuve, ou bien graissez-la lui de surpoint pour cinq ou six jours; car cela lui désaigrira la corne et avalera les crevasses.

Pour les ongles tombés.

Faites un onguent avec une once de térébenthine, une once de miel, autant de cire neuve: oignez-en l'ongle durant dix-sept jours.

Pour un bœuf lâche.

Donnez-lui, tous les mois, de la vesce pilée et détrempée boire.

Pour la lassitude.

Frottez-lui les cornes de térébenthine détrempée dans de l'huile ; mais prenez bien garde que vous ne lui en frottiez le mufle ou les nasseaux, car l'huile leur fait perdre la vue.

Pour les envies de vomir.

Frottez-lui le mufle avec des aulx ou poireaux broyés, et faites-lui en avaler, ou dans une pinte de vin, principalement pour la colique et le bruit du ventre

Pour les barbes.

Coupez-les, ensuite frottez l'endroit avec du sel et de l'ail broyés ensemble; puis lavez-lui la bouche avec du vin, et tirez doucement avec des pincettes les vers qui s'engendrent sous sa langue.

Pour la fièvre.

Saignez-le de la veine du front ou de celle de l'oreille, donnez-lui de la nourriture rafraîchissante, comme laitue et autres; bassinez-lui le corps avec du vin blanc, et faites-lui boire de l'eau froide.

Pour les bœufs qui ont le palais enflé.

Saignez-les de la veine du palais, et, après la saignée, ne leur donnez à manger que des aulx bien pilés et écorchés, avec de la feuille ou autre verdure, ou foin mollet, jusqu'à ce qu'ils se trouvent mieux.

Pour la toux.

Faites-leur boire de la décoction d'hyssoppe et manger des racines de poireaux pilées avec du pur froment; ou bien faites-leur boire, pendant sept jours, de la décoction d'armoise.

Pour un bœuf qui a avalé une sang-sue.

Si la sang-sue est encore attachée au gosier, faites-la lui tomber en lui versant de l'huile tiède dans la bouche. Si elle est dans l'estomac, entonnez-lui du vinaigre.

Pour délasser la corne.

Renforcez-la premièrement dans son endroit, puis oignez tout le sommet de la tête d'onguent préparé de cumin pilé, térébenthine, miel et bol d'Arménie, le tout cuit et incorporé ensemble: après cela, fomentez la corne avec la décoction de vin, où on aura fait bouillir des feuilles de sauge et de lavande.

2*

Pour le bœuf qui a le cou enflé.

Li le cou est enflé, et qu'on soupçonne qu'il y ait une apostume, ouvrez-la avec un fer chaud, mettez dans l'ouverture de la racine d'ortie, que vous renouvellerez souvent. On peut lui donner à boire un grand gobelet de décoction de sainfoin, et même le saigner.

Pour le cou écorché.

Mettez sur le mal un emplâtre fait de la moëlle des os de cuisses de bœuf, de sain et graisse de bouc, et graisse de porc, le tout en égale quantité, mêlé et fondu ensemble.

Pour le chenon pelé.

Oignez le lieu d'un onguent fait avec six onces de miel, quatre onces de mastic, le tout bouilli ensemble.

Pour le chenon endurci.

Laissez reposer pendant quelques jours la bête, durant lesquels vous lui frotterez la place endurcie, avec du beurre, huile, lard de porc et cire neuve, le tout en égale portion, fondu, et mêlé ensemble.

Pour le chenon enflé.

Faites un onguent avec de la racine d'aune bien cuite et pilée avec de la graisse de porc, sain de mouton ou de bouc, miel cru, encens et cire neuve, et frottez le chenon trois fois le jour de cet onguent; savoir, le matin, le soir et à midi.

Pour les douleurs de ventre.

Donnez-lui à boire de la thériaque ou mithridate détrempée dans du vin, puis saignez-le, la matinée suivante, sous la langue; ou bien faites-lui avaler de la décoction de rue et de camomille subtilement pulvérisée; laissez-le ensuite reposer pour le moins sept ou huit jours, lui donnant fort peu à manger, le tenant bien couvert dans une étable tiède.

Autre pour le même.

Prenez quatre onces de thérébenthine incorporée avec du sel pulvérisé, faites-le lui avaler en forme de bolus ou pilules, en breuvage. Le remède est très-bon.

Pour le boyau gâté.

Prenez trois onces de térébenthine, faites-les lui mettre dans le boyau par un petit enfant qui ait le bras long et mince, afin qu' l puisse bien l'oindre; continuez cela l'espace de quatre ou cinq jours. Au lieu de térébenthine, la graisse de porc pourra servir pour coction.

Pour une jambe rompue.

Pour la remettre, il faudra la tirer avec des cordes en droite ligne, en sorte que les os fracturés se puissent unir et rejoindre également ; lâchez ensuite les deux parties pour se rejoindre, appliquez tout autour des étoupes trempées dans une mixtion faite de blancs d'œufs, bols d'Arménie et sang-dragon, et bandez la partie si étroitement, que l'os fracturé se puisse joindre et réunir ensemble : accommodez par-dessus ce bandage d'autres étoupes trempées dans du vin pour renforcer les nerfs ; et afin que la partie supérieure et inférieure de l'os fracturé ne s'endurcisse, on n'acquière quelque mauvaise indisposition, tant pour le bandage que pour la fracture de l'os, frottez l'une et l'autre partie de liniment fait avec une once de térébenthine et autant de beurre et d'huile.

Pour les jambes dénouées ou disloquées.

Remettez d'abord l'os en son lieu, ensuite frottez-le avec de la graisse de porc et le bandez.

Pour les pieds retirés ou endurcis.

Prenez des racines de mauve et de guimauve, faites-les bouillir dans de l'eau ;

pilez-les et passez-les par le tamis; ajoutez-y, en les passant, demi-livre d'axonge; trois bocaux du meilleur vin : faites bouillir le tout ensemble jusqu'à ce que l'axonge soit fondue; ajoutez alors de la semence de lin bien concassée et pilée, et faites bouillir le tout ensemble jusqu'à la consomption du vin. Mettez une partie de ce cataplasme sur le pied, et l'y laissez trois jours; remettez-y ensuite le reste; et l'y laissez trois autres jours. Ce remède est fort bon.

Pour la mémarchure.

Faites bouillir du miel et de la graisse de porc dans du vin blanc; appliquez sur le pied cet emplâtre, et l'y laissez trois jours entiers : il guérira.

Pour les pieds piqués.

Quand un bœuf s'est piqué le pied contre un clou, une épine ou autre chose, taillez la corne du pied le plus près que vous pourrez, puis distillez dedans la piqûre de la térébenthine et de l'huile toute chaude, et mettez sur le pied un emplâtre de miel et de saindoux fondus.

Pour les ongles éclatés.

Prenez du miel, cire neuve et térébenthine, de chacun une once; faites-en un onguent, appliquez-le alentour de l'ongle l'espace de quinze jours entiers. Ce temps expiré, ajoutez à cet onguent de l'aloës hépathique, du miel rosat et de l'alun de roche, de chacun une demi-once, couvrez-en tout le pied, après l'avoir bassiné de vin tiède miellé.

Pour les ongles blessés.

Cavez l'ongle jusqu'au profond de la plaie avec un ciseau de maréchal, distillez dans la plaie de l'onguent tout chaud, fait de vieille graisse de porc et sain-doux de bouc fondus ensemble ; insérez dedans des étoupes trempées dans ledit onguent.

Pour les ongles qui se séparent.

Il faut premièrement les médicamenter de l'onguent pour les ongles éclatés, que nous venons d'indiquer, jusqu'à ce que l'ongle soit résolu, fomenter après cela tout le pied l'espace de cinq ou six jours, tous les jours trois fois, avec du vin ou du vinaigre, où ait bouilli de la chaux vive et du miel, de chacun sept onces.

Pour le palais enflé.

Ouvrez soudainement l'enflure avec une lancette ou un fer chaud, afin que le sang corrompu puisse s'écouler ; après cela, donnez à manger à la bête quelques herbes tendres ou du foin menu.

Pour les ranules.

Ouvrez-les avec un fer chaud ou avec une lancette fort pointue; frottez-les ensuite de sel et d'huile jusqu'à ce que toute l'humeur corrompue puisse s'écouler; enfin, donnez-lui à manger quelques herbes tendres.

Pour la langue fendue,

Oignez-lui deux fois le jour cette fente avec un onguent d'aloës, alun de roche et miel rosat, le tout mêlé ensemble; puis lavez-la lui de vin dans lequel il ait bouilli de la sauge ou autre herbe desséchante.

Pour le flux de ventre.

Ne lui donnez pas à boire ni à manger pendant quatre ou cinq jours; mais donnez-lui des pepins de raisins détrempés dans du vin rouge, ou des noix de galle, et de la graine de myrte avec du vieux fromage, délayés dans du vin gros et épais, ou des feuiles d'olivier sauvage et de roseaux sauvages.

Pour entretenir le bœuf sain.

Lavez-lui, tous les jours, la bouche avec son urine, et vous en retirerez quantité de phlegmes qui le dégoûtent et l'empêche de manger

Pour le catarre.

Faites-lui laver la bouche avec du thym pilé dans du vin blanc, ou frottez-la avec de l'ail et du sel menu, ensuite lavez-la avec du vin. Quelques-uns nettoient ces phlegmes avec des feuilles de laurier et de l'écorce de grenade pilées ; d'autres lui mettent dans les naseaux du vin et du myrte.

Pour l'encueur.

L'encueur autrement appelé maillet ou marteau, se connaît quand la bête est hérissée par tout le corps, moins gaie que de coutume, ayant les yeux stupides et hébêtés, le cou penché, la bouche saliveuse, le pas paresseux, l'épine et tout le train du dos roide, lorsqu'elle est tout-à-fait dégoûtée, et ne rumine guère. Au commencement, ce mal se guérit ; mais quand il est enraciné, il n'y a que le remède suivant qui puisse lui faire quelque chose.

Prenez trois onces de squilles ou oignons sauvages découpés menus, autant de racine de melons battus, mêlez le tout avec trois poignées de gros sel, détrempez-le dans trois chopines de vin, et faites-en prendre chaque jour un demi-setier à la bête.

Pour le bœuf qui a la maille dans l'œil.

Faites-lui un collyre de sel ammoniac

détrempé dans du miel; oignez-le aussi dans l'œil et tout autour avec de la poix bien fondue dans l'huile, à cause des mouches que le miel attirerait, en sorte qu'il en serait toujours tourmenté.

Pour un bœuf qui a l'œil troublé.

Soufflez-lui dans l'œil de la poudre d'os desséchés, sucre candi et canelle, le tout subtilement pulvérisé.

Pour un bœuf qui a l'œil enflé.

Appliquez-y un cataplasme fait de farine de froment incorporée avec du miel ou de l'eau de miel, en forme de bouillie.

Pour le blanc sur l'œil.

Appliquez-y un cataplasme fait de sel, gomme et mastic, pulvérisés subtilement et incorporés avec du miel. Continuez ce remède plusieurs fois.

Pour le porreau sur l'œil.

Fomentez le lieu avec du fiel de quelque bête que ce soit; ou bien, tranchez le porreau avec les ciseaux, ou faites-le tomber en le liant étroitement avec un fil; puis, oignez l'endroit avec du fiel, du vinaigre et de l'aloës bouillis ensemble.

Poar l'épiphorc.

Distillez continuellement du miel dans l'œil jusqu'à la parfaite guérison.

Pour les yeux chassieux.

Prenez une once de myrrhe, d'encens fin et de safran, de chacun deux onces, le tout mêlé, et dissolvez-le dans de l'eau de citerne, faites-en un collyre pour le distiller dans l'œil.

Pour toutes sortes de douleurs.

Pour toutes sortes de douleurs en quelque partie du corps qu'elles soient, qui sont cause que la bête ne fait rien à son aise, faites-y des fomentations ou appliquez-y des cataplasmes avec de la décoction de camomille, de mélilot et de graine de lin.

Pour l'inflammation.

Si un bœuf s'est laissé tomber en quelqu'endroit dur et pierreux, en sorte que cela lui ait causé de l'inflammation dans les muscles , soit intérieurs , soit extérieurs , donnez ordre que le bœuf qui sera tombé, ne remue pas d'une place dès qu'il sera venu à l'étable; bassinez la partie offensée, avec de l'eau froide: après, usez de linimens confortatifs qui ne soient pas trop chauds. Vous connaîtrez ce mal lorsque les reins du bœuf s'endurciront, que les testicules se racourciront, en sorte qu'il n'en paraîtra presque plus ; lorsqu'il ne remuera pas la cuisse à son aise, et qu'il ne se relèvera qu'avec peine lorsqu'il sera couché.

Pour le mal de talon.

Lorsqu'un bœuf a travaillé dans un lieu neigeux ou gelé, ou bien après le dégel, le froid lui fait ulcérer le talon, qui semble vouloir se disloquer ou se partager. Il s'y fait une éminence qui peu après, s'ulcère et empêche le bœuf de pouvoir marcher à son aise. Pour ce mal il faut scarifier bien fort la partie avec la lancette, puis mettre un fer léger aux endroits scarifiés, et par-dessus de l'onguent doux ou rosat avec du défensif d'oxicrat, à la bande dont on l'enveloppe. L'escarre tombée, il faut bassiner la place chaudement avec de l'urine chaude et du vinaigre, ensuite faire un cataplasme ou emplâtre de mélilot, ou de surpoit, ou de vieux-oing défait entre les deux mains.

Pour les testicules enflés.

Oignez-les le soir et le matin de saindoux, ou bien bassinez-les de fort vinaigre, où il aura trempé de la craie fine et bouse de bœuf. On assure aussi que le fiel de chien guérit les génitoires enflés des bœufs, quand on les en frotte souvent.

Pour la morsure d'un serpent, scorpion, musaraigne.

Frottez-lui la plaie d'huile de scorpion ou de savon trempé dans du vinaigre, et le lavez avec de la décoction de gloterons.

Rémède contre la mortalité des pourceaux.

Prenez de la levêche, de la racine de chelidoine et de celle de lène ; mettez-les toutes trois enfilées à une corde dans l'auge parmi leurs lavures, afin que les pourceaux en mangent : cela les conservera sains.

Cantre la morsure des bêtes venimeuses ou enragées.

Si une bête a été mordue par quelque autre bête enragée ou venimeuse, il faut frotter la morsure avec de l'huile de scorpion, ou du savon trempé dans du vinaigre.

Tous les remèdes indiqués ci-devant pour le bétail, ont été approuvés et expérimentés, surtout dans le temps que les maladies contagieuses régnaient. On en fit, en 1712, les plus heureuses expériences. Les remèdes qui sont indiqués dans ce livre arrêtèrent le mal dans les lieux où l'on s'en servit, et ce petit livre est un trésor pour ceux qui veulent conserver leur bétail.

Pour empêcher que les chenilles ne mangent les choux.

Prenez des coquilles d'œufs , mettez-les sur de petits batons en plantant vos choux, et aucun papillon ne se mettra dessus.

Remède approuvé contre la maladie hépatique des bêtes à cornes, appelée la clavelée , *ou* les drouches, *en allemand* æglen *etc.*

Grande et petite gentiane, herbe et racine de pied de veau, grains de genièvre , baies de laurier, herbe hépatique, sauge sauvage, racine de pimprenelle ; le tout en portion égale, réduit en poudre, en y joignant un peu de poivre. On en donnera pendant quelque temps le matin à jeun au gros bétail une petite poignée, et aux brebis à proportion, en observant que pendant cette cure on ne les laissera boire que peu.

On peut encore employer contre ce mal des chopets de genièvre, et des feuilles de noyer bouillies dans de l'eau dont on donnera à boire aux bêtes une chopine ou deux par jours.

Pour les brebis on se sert avec succès aussi des écorces et des raisins d'épine-vinette, mêlés avec du seigle et du sel; mais pendant ce temps, on ne les abreuvera qu'une fois en huit ou neuf jours.

Si parmi le gros bétail le mal susdit est fortement enraciné, on pourra donner à une bête attaquée de la sorte un verre d'eau-de-vie, dans lequel on aura infusé une demi-cuillerée de poivre en poudre; mais il faudra se régler avec cette dose proportionnellement à l'âge des bêtes.

AVIS INSTRUCTIF

DES PLUS CÉLÈBRES MÉDECINS DU PAYS SUR LA MALADIE DU GROS BÉTAIL.

Signes qui font connaître la maladie dans son commencement et dans ses progrès.

Lorsqu'une bête commence à prendre le mal, on aperçoit qu'elle tremble ou frissonne en diverses parties de son corps, savoir au cou, sur les jambes de devant, sur les reins et successivement sur toutes les autres parties : ce tremblement est presque imperceptible au commencement, en sorte qu'il faut une grande attention, ce qui néanmoins est très-important. Au bout de huit jours il augmente considérablement;

alors la bête cesse de manger et de ruminer, quelquefois elle ne reprend plus l'appétit, d'autrefois elle le reprend et mange même avec voracité, mais pendant peu de temps : ses yeux sont étincelans et égarés, les oreilles pendantes à demi ; cet état dure trois ou quatre jours, au bout desquels la bête cesse de manger cesse de manger, ses oreilles pendent tout-à-fait, ses yeux sont mornes et pleureurs, les larmes descendent jusqu'aux mâchoires : il distille par les naseaux de la pourriture et du sang caillé ; la plupart ont la langue et le palais chargés de limon ; les unes rendent des excrémens liquides, jaunâtres et un peu chargés de matières : d'autres, du sang presque tout pure : il y en a qui laissent couler une eau presque pure, seulement un peu teinte de jaune, et peu de celles-là ont réchappé. En général, elles sont fort abattues, ont la tête basse, de la difficulté pour respirer, accompagnée de toux.

Remèdes indiqués pour la cure des bêtes infectées, et la manière de s'en servir.

La maladie dont on vient de donner les signes étant épidémique, contagieuse et inflammatoire, il faut se proposer de diminuer la quantité de la matière qui fait la maladie, de lui faciliter et de lui donner un écoulement par les voies les plus commodes et les plus sûres.

Pour cet effet, il faut, dès qu'on s'aperçoit qu'une bête est malade, la séparer des autres, qu'on mettra, s'il est possible, dans une autre écurie; sinon on mettra la bête malade dans une écurie à part, à l'abri des injures de l'air; on la garantira du froid en la couvrant.

On lui fera au plutôt une copieuse saignée au cou, savoir, de deux livres pour un bœuf, une livre et demie pour une vache, et d'une livre pour les jeunes taureaux ou génisses. Ces saignées peuvent être réitérées, suivant le degré de fièvre de ces animaux.

On lui fera ensuite de fortes frictions avec un torchon de paille humecté d'eau chaude et de vinaigre, ce que l'on réitérera souvent: on lui lavera deux fois le jour la langue et on la frottera aussibien que lepalais, avec du vinaigre, du poivre et du sel, et on lui injectera dans les narines du vin chaud, dans lequel on aura fait dissoudre la grosseur d'une noix muscade de thériaque pour chaque verre de vin, et gros comme un pois de camphre dissous dans de l'eau-de-vie: on leur lavera aussi les yeux avec du vin tiède.

On prendra deux onces de racine de gentiane

tiade, une once de celle d'impératoire, demi-once de sel de gemme et autant d'*assa-fœtida*; le tout réduit en poudre : on en fera une pâte avec un peu de miel, et on mettra un peu de cette pâte sur de la toile que l'on roulera autour d'un bâton que l'on mettra dans la gueule de la bête, en guise de mors, la tenant attachée aux cornes: on le laissera de cette manière pendant une heure, ce qui fera rendre beaucoup de bave, dont il est utile de procurer et entretenir l'évacuation : ce bâton ôté, on fera boire la bête après lui avoir lavé la bouche; on mettra devant elle un peu d'orge, d'avoine ou de froment trempés dans de l'eau tiède, jusqu'à ce que ces graines soient crevées, et on lui donnera de cette nourriture, au moins de six en six heures ; on pourra réitérer tous les jours l'usage de ce remède.

Si la bête n'a pas le ventre libre, ou s'il est dur et tendu, on lui donnera des lavemens faits avec des feuilles de mauves, guimauves, violettes, graines de lin et du son, ajoutant à la colature deux verres d'huile d'olive, et demi-once de cristal minéral ou nitre. Lorsque l'on s'apercevra que les bêtes rendent des excrémens liquides et aqueux on leur donnera pour boisson une décoction faite avec de la rapure des gros os de la cuisse ou de la hanche des bœufs et vaches, dont on peut aussi préparer des gelées et même les réduire en poudre, pour leur en faire avaler la dose de deux ou trois cuillerées : on peut aussi préparer ladite boisson avec les mêmes os brûlés, calcinés et réduits en poudre, dont on mêlera environ un quart de livre pour chaque 4 livres d'eau.

On a aussi indiqué depuis peu, pour guérir ces maladies, l'usage de l'onguent napolitain, dont on leur fait des frictions dans diverses parties du corps. En voici la recette :

Prenez quatre onces de mercure, deux onces de térébenthine, huit onces de saindoux, il faut mêler le tout ensemble et le réduire en onguent ; il en faut frotter tous les matins le bétail au-dessus des narines, au-dessous des cornes et sur les flancs. On prétend que cet onguent avalé à la quantité d'une once, guérit le bétail de la maladie contagieuse, les frictions ci-dessus n'étant pratiquées que pour l'en préserver.

Mais tous les remèdes qu'on nous a proposés pour combattre cette fâcheuse maladie, et dont les mémoires qui nous ont été communiqués assurent plus le succès, ce sont des taillades ou incisions que l'on a faites sur la bête malade dans les endroits de son corps où l'on a aperçu quelque frison ou tremblement ; on a fait jusqu'à soixante incisions à une vache malade qui a été guérie; cette opération n'est point dangereuse, et on aura soin d'entretenir les ouvertures en détachant doucement avec les doigts le cuir d'avec les chairs, et lavant les plaies avec du vin chaud, ou avec un mélange d'eau et de vinaigre.

Comme l'on a remarqué dans les cadavres de bêtes mortes de ces maladies que leur estomac était rempli d'une manière épaisse et comme coagulée, et qu'il est essentiel de rafraîchir et de donner de la liquidité au sang, il faut que la bête boive beaucoup toutes les deux heures : on chauffera un peu leur boisson, dans laquelle on mêlera un peu de son ou de farine de seigle ; le petit-lait, si on peut en avoir, est ce qu'il y aurait de mieux. A défaut de petit-lait, on leur fera boire de l'eau, en ajoutant sur chaque deux livres un demi-quart d'once de salpêtre. Si la bête refuse de boire, ce qui arrive le plus souvent, il faut la faire boire par force avec la corne.

Voilà ce que l'on a pu recueillir de meilleur des observations et des expériences qui sont venues jusqu'à présent à notre connoissance, à l'occasion de cette maladie : on fera de même part au public de ce que l'on pourra apprendre dans la suite. En attendant, voyons les moyens propres à en préserver les bestiaux.

Remèdes et précautions préservatives.

La maladie dont on vient de parler étant contagieuse et épidémique, le moyen le plus efficace que l'on ait pour en préserver les bestiaux qui sout sains, est en général d'empècher qu'ils n'aient aucune communication médiate ou immédiate avec les bêtes des lieux infectés ; et comme il y a différentes manières de communiquer, il est bon de les indiquer ici.

Cette maladie se glisse dans un troupeau ou dans un village ; 1°. *par la communication qu'il y a entre quelques bêtes du lieu sain et celles de l'endroit infecté.* Ainsi pour les préserver, il ne faut pas permettre que les bêtes des lieux sains aillent dans les villages où il y a de la maladie ou soupçon de maladie, ni même dans les endroits où vont les bêtes de ce village ; et de même que les bêtes des lieux infectés ou soupçonnés viennent dans les villages sains ; et comme à cet égard trop de précaution ne saurait nuire, il ne convient pas que les bêtes d'un village communiquent avec celles d'un autre dans un pâturage, sans nécessité, ni dans les abreuvoirs publics.

2°. *Par la fiente des bêtes infectées* : et pour ne rien risquer à cet égard, il faut faire enlever toute celle qui peut avoir été faite dans les grands chemins, dans les pâturages ou ailleurs, par des bêtes malades, ou tant soit peu suspectes, et la mettre profondément en terre; il faut de plus, dans le temps des pâturages, y mener les bêtes par des endroits peu passagers.

3°. *Par les cuirs des bêtes infectées;* aussi est-il ordonné, dans les endroits infectés, d'enterrer les bêtes sans les écorcher; mais comme cette défense peut n'être pas exactement observée, les endroits sains doivent ne recevoir, ne laisser passer aucun cuir venant des endroits infectés ou suspects.

Mais ces précautions ne suffisent pas, l'expérience a appris que les maladies contagieuses se communiquent plus aisément qu'on ne croirait, et qu'elles se sont quelquefois introduites dans des villages.

4°. *Par des moutons, cochons, chiens, ou autres bêtes venant des lieux infectés*, qui quoique non susceptibles pour elles-mêmes de contagion, peuvent par leur poil et laine la porter dans des endroits où elle n'est pas, et la communiquer aux bêtes à cornes; c'est pourquoi il ne convient pas d'en mettre dans les écuries avec les bœufs et vaches, qu'elles rendent d'ailleurs mal propres, encore moins d'en recevoir venant des lieux infectés ou suspects.

5° *Par des personnes même venant des lieux infectés:* aussi ne faut-il pas donner le couvert dans une étable à des mendians et autres gens sans aveu, qui peuvent par leurs habits communiquer le mal. A l'égard des maréchaux et de ceux qui pansent les bêtes malades, ils doivent lorsqu'ils ont été dans des endroits infectés, ou qu'ils ont manié des bêtes malades, se laver les mains, le visage et la bouche avec de l'eau et du vinaigre, parfumer leurs habits, sur-tout s'ils sont de la laine, ou du moins les battre à l'air; il serait même à souhaiter qu'ils pussent en changer: en générel, on doit avoir attention de n'approcher des bêtes saines rien de ce qui a servi aux malades.

Telles sont les précautions générales à observer dans chaque village pour empêcher le mal de s'y glisser; plus il est propre, plus on doit les observer exactement et rigoureusement.

Comme l'on a rarement une sûreté parfaite à cet égard, il faut, quand le mal approche, ou sur le plus léger soupçon qu'une étable est infectée, commencer par en faire sortir toutes les bêtes, la nettoyer et la laver, ensuite la parfumer exactement partout, les portes et les fenêtres bien fermées, en faisant brûler un parfum composé avec de la poix noire, mêlée avec une poignée de graine de genièvre bien pilée, deux onces de soufre vif: le tout arrosé de vinaigre.

On prendra ude partie de ce parfum que l'on allumera dans un poêlon de fer qu'on promènera par toute l'étable, afin que la fumée pénètre partout, prenant garde que le feu ne prenne au foin ou à la paille. Au défaut de ce parfum on peut se servir de cornes, de vieux cuir, de plumes, de bois de pin ou sapin avec les feuilles, et d'autres bois ou plantes résineuses avec leurs feuilles tels sont les herbes fortes, le bois et la graine de genièvre; ou enfin de poudre à canon: l'étable bien parfumée on y fera rentrer les bêtes, après avoir laissé quelque temps les portes et les fenêtres ouvertes pour que la fumée sorte.

Et comme les particules propres à porter la maladie s'insinuent dans le corps des bêtes par les naseaux et par la gueule, il faut injecter dans leurs narines le mélange de vin, de thériaque et de camphre dont il a été parlé dans la cure; laver leurs yeux, leur langue et leur gueule avec du vin tiède, lorsqu'elles rentrent dans les étables.

Quelque fonds que l'on fasse sur ces précautions, il en est d'autres qu'on ne doit pas négliger, qui rendent peut-être les bêtes moins susceptibles de contagion, ou qui du moins font que le mal est plus doux et plus traitable. Elles consistent, 1°. *dans la propreté:* il faut tenir les bêtes dans des étables bien nettes, bien propres, exposées à un bon air, et où il n'y ait ni mouton ni cochon; il faut aussi, après avoir étrillé les bêtes, les frotter régulièrement soir et matin avec un torchon de paille bien humecté de vinaigre, ou d'une forte lessive faite avec les cendres du bois de genièvre et de sarment qu'on fera un peu chauffer.

2.° *Dans une diète exacte, propre à entretenir la fluidité du sang.* On fera, dans le temps que la maladie régne, observer un régime exact par rapport à la nouriture, dont on leur retranchera une bonne partie. L'ouverture de plusieurs bêtes a fait connaître que les estomacs étaient surchargés d'une prodigieuse quantité d'alimens indigestes et même durcis. Il faut aussi bien les détremper, et leur faire boire beaucoup d'eau pure et bonne, ou dans laquelle on aura fait bouillir un peu de son, ou de farine d'orge, d'avoine, etc.

Dans la saison des pâturages on ne mènera paître les troupeaux que quelques heures après le lever du soleil, afin que la rosée et le brouillard, très-nuisibles dans le temps des maladies épidémiques, soient entièrement dissipés; il serait même très-utile d'allumer, d'espace en espace, de petits feux, surtout avec du bois de genièvre, autour des endroits où les bêtes paissent.

Mais *quand la maladie est dans quelque village voisin ou dans le village*, il faut redoubler son attention pour l'observation des précautions ci-dessus, corriger l'air par de fréquens parfums dans les écuries; tenir ses bètes le plus loin qu'il est possible des bètes infectées, faire de fréquentes injections dens les naseaux; et de plus, pour détourner vers la peau le venin qui pourrait s'ètre glissé dans l'intérieur du corps, il convient très-fort, et c'est ce qu'on ne saurait trop recommander, après une saignée copieuse, de leur faire un séton au sanon, de l'entretenir et le faire supporter long-temps; c'est ce que les gens de campagne appellent *brocher une bète*. Voici la manière de le faire. On choisit l'endroit au-dessous du cou où la peau est la plus pendante, il faut la pincer et la percer d'outre en outre avec un instrument poiutu et tranchant, ou avec un fer pointu, rougi au feu, de la grosseur d'un doigt; il faut ensuite passer tout à travers la peau une corde ou une mèche de six à huit pouces de longueur, qui ne soit ni dure, ni serrée, enduite d'onguent suppuratif ou d'althæa, qu'on trouve chez les apothicaires, du vieux-oing ou simplement de beurre: quand la plaie suppure, il faut la penser tous les jours, en tirant doucement la corde, sans la faire sortir entièrement du trou, nettoyant et exprimant bien le pus, et remettant à chaque pansement un peu des onguens ci-dessus à l'entrée des trous. Quand la supuralion est abondante, ce qui est à souhaiter, il faut panser soir et matin, et entretenir la plaie ouverte, au moins pendant un mois.

On devra aussi faire prendre aux bêtes, tous les quinze jours, pour préservatif, une bonne poignée d'une poudre composée de quatre bonnes poignées de graines de genièvre, autant de graines de lierre qui croît contre les murailles (ou à son défaut deux poignées de graines ou baies de laurier), quatre onces de sel, autant de moutarde et deux onces de poivre, le tout reduit en poudre. La dose de cette poudre devra être augmenté à proportion de la grosseur de la bête : on la donne à jeun, et on ne fait manger la bête que deux heures après.

Mais *si la maladie se glisse dans une étable*, il faut examiner avec toute l'attention possible quelles sont les bêtes malades, les suspectes et les saines, les séparer les unes des autres, laissant s'il est possible dans l'étable les bêtes malades, et mettant les saines dans une autre étable bien nette et bien parfumée : mais si l'on n'a pas la facilité de sortir les bêtes saines de l'écurie, il faut mettre les malades dans une écurie à part, faire sortir ensuite celles qui sont en bon état, pour bien nettoyer et laver le plancher et la crêche avec de l'eau chaude et un peu de vinaigre, ou avec une forte décoction de genièvre, surtout à l'endroit où étaient les bêtes malades, la parfumant ensuite, comme il a été dit ci-dessus, avant que d'y faire rentrer les bêtes saines : il faut de plus mettre au moins deux pieds en terre le fumier qui était dans l'étable où sont les bêtes malades, et enterrer bien profondément celles qui meurent.

Il conviendra alors, outre toutes les précautions indiquées ci-dessus, de faire boire tous les matins pendant six jours à toutes les bêtes de cette étable la quantité d'un pot d'une décoction de bois et de graine de genièvre concassées, en y ajoutat et démêlant un gros d'aloës succotrin, et gros comme une fève de camphre, dissous dans un peu d'eau de vie.

Enfin, il ne convient pas de remettre des bêtes saines dans une étable où il y a eu des bêtes malades, surtout si elles en sont mortes, qu'après l'avoir lavée, nettoyée et parfumée plusieurs fois, l'avoir reblanchie. et enlevé, s'il se peut, le pavé et la terre de l'écurie.

AUTRE AVIS.

Signes qui caractérisent la maladie, par lesquels on pourra connaître si une bête est sur le point d'être attaquée de la maladie, ou si elle en est actuellement attaquée.

LORSQU'UNE bête est attaquée de cette maladie, ou qu'elle est sur le point de l'être, elle a les oreilles pendantes, elle se plaint, elle est dans un grand abattement, elle tient la tête basse, elle a la respiration gênée, elle a un tremblement, particulièrement dans les parties de devant : elle jette une bave ou mucosité visqueuse et comme purulente par les narrines, par la bouche et les gencives, et sa langue en est chargée, elle cesse de manger et de boire ; plusieurs bêtes ont, outre ces symptômes, une toux, les yeux troubles, égarés, larmoyans; et quelque fois sanglans.

Remèdes préservatifs.

Lorsqu'on soupçonne qu'une étable a été infectée, soit par le voisinage d'autres étables infectées, soit par la communication de quelque bête malade, ou par le commerce de quelque personne qui aura pansé des bêtes infectées, il faut d'abord faire sortir toutes les bêtes de cette étable, la bien nettoyer, ensuite la parfumer par tout, les portes et les fenêtres bien fermées, en faisant brûler dans cette étable un parfum fait avec une livre de poix noire, mêlée avec une écuellée de baies ou graines de genièvre bien pilées, et deux onces de soufre vif, arrosant le tout de vinaigre; on prendra une partie de ce parfum que l'on allumera dans un poêlon de fer; et on le promènera dans l'étable, afin que la fumée aille partout, ayant bien soin que le feu ne prenne à aucun foin ni paille. Au défaut de ce parfum, on peut brûler dans l'étable des cornes, de vieux cuirs, des plumes, du bois de pin résineux, du bois et des graines de genièvre, ou de la poudre à canon : l'étable bien parfumée, on y pourra remettre les bêtes, après avoir laissé quelque temps les portes et les fenêtres ouvertes, pour qu'une partie de la fumée s'exhale avant que les bêtes y rentrent.

Il faut tenir les bêtes dans les étables saines et éloignées, s'il se peut, des lieux infectés, et ne mettre dans les étables avec les bêtes à corne aucun mouton, ni cochon, ni autre animal, parce qu'ils peuvent par leur laine et poil communiquer la maladie aux bêtes à cornes.

Il faut être très-attentif à ne se servir d'aucune chose qui ait servi à des bêtes malades.

Il faut tous les jours, soir et matin, bien frotter les bêtes, après les avoir étrillées avec un torchon de paille arrosé de vinaigre, ou d'une forte lessive faite avec les cendres de bois de genièvre et de sarment de vigne.

Dans la saison des paturages on ne mène point paître les bêtes que quelques heures après que le soleil sera levé, afin que la rosée et le brouillard, très-nuisibles dans le temps des maladies épidémiques, soient dissipés : il serait même très-utile d'allumer de petits feux avec du bois de genièvre autour des endroits où l'on fait paître les bêtes.

Il faut surtout, lorsqu'on aura quelque soupçon, leur faire boire pendant six jours, tous les matins, trois ou quatre livres de décoction de bois de genièvre et de baies ou graines de genièvre, y ajoutant une once d'aloës succofrin, et gros comme une fève de camphre dissous dans un peu d'eau de vie.

Il faut seringuer dans les narines, du vin chaud, dans lequel on aura dissous pour chaque verre la grosseur d'une bonne noisette de thériaque, et la grosseur d'un bon pois de camphre, dissous dans un peu d'eau de vie, réitérant ce remède deux fois chaque semaine.

Il faut aussi laver souvent leurs yeux avec du vin tiède.

Dans le temps que la maladie règne dans le pays, il ne faut pas trop donner à manger au bétail, il faut leur donner moins de nourriture qu'à l'ordinaire.

Dès qu'une bête sera suspecte de tomber malade, il faudra d'abord la séparer des autres, sortir les bêtes de l'étable, la parfumer et y remettre les bêtes saines.

Enfin, le meilleur de tous les préservatifs est de faire un séton au fanon, que l'on fera suppurer long-temps : les gens de la campagne appellent cette opération *brocher une bête :* on enseignera la manière de le bien faire ci-après.

Remèdes pour la curre des bêtes infectées, et la manière de se servir de ces remèdes.

Dès qu'on s'aperçoit qu'une bête tombe malade, il faut d'abord la séparer des autres, et la mettre dans une étable séparée à couvert des injures de l'air.

Il faut la couvrir d'une couverture médiocre, et lui faire de fortes frictions avec un torchon de paille, humecté d'eau chaude, mêlée avec une partie égale de vinaigre : il faut pendant les premiers jours de la maladie, et surtout dans le temps du tremblement réitérer ces frictions au moins le matin et le soir; il faut le plus tôt qu'on le pourra saigner la bête malade, avant que le tremblement vienne ; Mais s'il était venu avant qu'on eût eu le temps de la saigner, il faut attendre que le tremblement soit passé : la saignée doit être de deux livres pour un bœuf, d'une livre et demie pour une vache, et d'une livre pour les jeunes taureaux et génisses.

La saignée doit être réitérée deux ou trois fois, à douze heures de distance d'une saignée à l'autre, suivant la violence de la maladie, et les forces de la bête malade.

Si la bête ne va pas du ventre, on lui donnera des lavemens faits avec de la décoction d'une once de feuilles de séné dans de l'eau commune, y ajoutant un quart de livre de beurre, demi-once de sel marin et demi-once de cristal minéral.

Mais si le ventre est dur et tendu, les lavemens seront faits sans purgatifs, mais seulement avec une décoction de feuilles d'althæa, de mauve, de violette, de graine de lin et de son dissolvant dans la colature un grand verre d'huile d'olive.

Sa boisson ordinaire sera mêlée avec du son ou avec de la farine de seigle dont on lui fera boire abondamment toutes les deux heures ; si la bête refuse de boire, ce qui arrive le plus souvent, il faut lui faire avaler la boisson par force avec la corne.

Tous les matins frottez-lui la langue et le palais avec du vinaigre, du sel et du poivre, et seringuez dans leurs narine du vin, dans chaque verrée duquel on aura dissous la grosseur d'une noisette de thériaque et et de la grosseur d'un pois de camphre : il faut aussi laver leurs yeux avec du vin tiède.

Il faut prendre deux onces de racines de

gentianne en poudre, une once de racines d'impératoire en poudre, demi-once de sel de gemme en poudre, demi-once d'*assa fœtida :* on mêlera le tout ensemble, et avec un peu de miel, on en fera une pâte; dont on mettera une partie dans de la toile qu'on roulera autour d'un bâton que l'on mettera, comme un mors, dans la bouche de l'animal, le faisant tenir aux cornes. On laissera ce bâton dans sa bouche pendant une heure; ce remède lui fera rendre beaucoup de bave par la bouche. Après qu'on aura ôté ce bâton, on lui donnera à boire et on mettera devant lui un peu d'orge, ou d'avoine, ou de froment trempés dans de l'eau tiède, jusqu'à ce que ces graines soient crevées, et on lui donnera de cette nourriture au moins de six en six heures.

Le principal et le plus essentiel des remèdes, sans négliger les autres, est de faire un séton sous le cou, dans l'endroit où la peau est la plus pendante; ce que les gens de la campagne appellent *brocher une bête.* Il faut faire ce séton dès le second jour de la maladie ; voici la manière de faire ce séton. Il faut pincer la peau et la percer avec un bistouri, ou avec un fer rougi au feu, de la grosseur du doigt; il faut ensuite passer une corde ou une mêche enduite d'onguent suppuratif qu'on trouve chez les apothicaires, ou enduite de vieux-oing, tout à travers le trou fait à la peau. Quand le séton suppure, il faut le panser tous les jours en tirant la corde ou la mèche doucement, nettoyant et exprimant bien le pus de la plaie, remettant chaque fois qu'on a pansé le séton, un peu d'onguent supuratif ou de vieux-oing à l'entrée du trou ; il faut panser soir et matin, et entretenir, au moins pendant un mois la suppuration.

Lorsqu'on se trouve dans le voisinage des lieux infectés, pour préserver son bétail, il faut faire un séton, ou, comme on l'a dit, *brocher* toutes les bêtes que l'on a.

Il faut enfin avoir un grand soin de tenir les étables chaudes et bien nettes, les parfumant souvent lorsque les bêtes sont au pâturage.

Préservatifs contre les maladies des bêtes à cornes.

L'antidote suivant, prop osé par le savant M. Malcolm-Steming, ayant été trouvé fort utile pour prévenir la maladie des bêtes à cornes, a été publié dans le *Journal économique* de Paris, du mois de mars 1756, et nous le donnons ici pour l'utilité publique.

Pour empêcher les maladies qui règnent parmi les bêtes à cornes, de s'étendre, il faut faire usrge de la recette suivante, sitôt que l'infection commence à paraître dans le voisinage.

Prenez de l'éthiops minéral, une demi-once; de l'antimoine cru, réduit en poudre très-fine, une once; de la thériaque de Venise, une demi-once: mêlez le tout ensemble avec une quantité suffisante de fleur de farine et de lait nouveau, et faites-en une boulette, que vous donnerez tous les jours à une grande bête formée; continuez à lui en donner pendant douze ou quatorze jours de suite, au moment que vous jugez qu'elle a l'estomac le plus vide. Il n'y a point de régime particulier à faire observer à l'animal, tandis qu'il prend ce remède. Comme il n'est destiné que pour prévenir la maladie et l'infection, il ne faut l'administrer à au cune bête, lorsqu'elle est manifestement attaquée du mal. Je crois que, dans ce cas, la saignée, par manière de précaution, fait plus de mal que de bien.

Dès que ce préparatif fut annoncé à Hull, on le donna à beaucoup de vaches: en moins de six semaines la maladie cessa entièrement aux environs de Hull, où elle avait fait beaucoup de ravage, et ne reparut que neuf ou dix mois après, encore ne fut-elle alors ni si fréquente, ni si mortelle qu'elle l'avait été la première fois, Depuis le jour que le remède fut publié, jusqu'à ce que la maladie cessa entièrement, il n'y mourut plus que neuf ou dix vaches, et en tout vingt-huit ou trente bêtes; mais aucune des bêtes à qui on avait donné le remède, ne fut attaquée.

Dans le temps que ces faits arrivèrent, j'en fus informé exactement par des personnes que j'avais chargées d'y veiller, et je les transcrivis sur un livre-journal d'où je les extrais. On peut compter sur leur exactitude; car j'ai pris toutes les peines possibles et les précautions imaginables pour suivre cette matière, et n'être point trompé.

Je ne dois pas omettre ici une circonstance que je trouve notée dans mes mémoires c'est que les vaches, en prenant ce remède, perdirent leur lait, et n'allaitèrent plus pendant quelques jours; ce qui effraya les propriétaires. Ceux-ci étaient plus disposés à maudire qu'à remercier celui qui leur avait conseillé ce remède; mais bientôt elles se rétablirent et tout alla bien par la suite.

Quoique l'usage de ce préservatif ait eu si belle apparence d'un heureux succès aux environs de Hull, j'ai trouvé dans les gens de la campagne beaucoup de répugnance à l'éprouver dans les autres lieux où la maladie régnait. Cependant, vers le milieu ou à la fin du même mois de mai, je parvins à déterminer, un riche fermier de Hasel, à trois ou quatre milles de Hull, où cette maladie était fréquente et mortelle, à donner à trois de ses plus belles vaches un boullette par jour pendant dix jours de suite sans y manquer : elles restèrent toutes trois exemptes de la maladie pendant plusieurs mois, et vers le milieu de l'été, je les ai vues dans leur pâturage en parfaite santé et en très-bon état, quoiqu'alors la maladie n'eût pas encore cessé dans le village et qu'elle eût continué ses ravages à environ cent pas du pâturage où elles paissaient alors. J'en demandai au fermier un certificat signé de lui qui fut remis au feu colonel Jacques Gée, l'un des juges de paix, lequel m'en expédia un nouveau que je garde, et que je suis en état de montrer.

Mais la dose d'antimoine cru et d'éthiops minéral se trouve, dans quelques cas trop forte pour être donnée indistinctement. L'auteur a proposé le remède suivant:

Prenez de l'éthiops minéral, fait avec deux prrties de fleur de soufre et une de mercure cru, bien broyés ensemble jusqu'à ce que toutes les particules du mercure aient disparu, et de l'antimoine cru, réduit en poudre fine, de chacun trois drachmes pour une petite dose, et quatre drachmes pour une plus forte; de la thériaque de Venise, au moins une demi-once: de la corne de cerf calcinée en poudre fine, une drachme et demie. Mêlez le tout ensemble et avec de la bonne farine et du lait nouveau, faites-en une boulette, qui servira pour une dose à une bête déjà avancée en âge.

J'ai fait deux sortes de doses; l'une plus forte et l'autre plus foible, afin que les gens de résolution et les craintifs aient de quoi choisir. Pour moi, je préfèrerais la plus forte, par la raison que quand la maladie commence à paraître dans un voisinage, elle peut être dans le train de faire des progrès prompts et rapides, quoique l'on puisse espérer le contraire; on doit donc donner une dose de préservatif, telle qu'elle puisse faire impression, et opérer son effet en peu de jours. Autrement le progrès de l'infection pourrait mettre obstacle à l'antidote.

C'est donc la forte dose que je conseille de donner à une bête en pleine force. Si elle n'est pas trop violente et qu'elle ne produise pas des effets trop dangereux, il faut la réitérer pendant douze ou quinze jours de suite, sans y manquer.

A l'égard des bêtes plus foibles et des veaux de différens âges, on doit diminuer la quantité de la dose.

Après tout, je crois devoir avertir pour le bien public, que, pourvu que la quantité ne soit pas excessivement forte, il vaut mieux donner la dose un peu plus forte que trop foible; mais je ne désapprouve pas la proposition d'un célèbre marchand de bestiaux, qui est de cesser l'usage de ce remède, quand on voit qu'une bête a perdu l'appétit entièrement, ou qu'elle est saisie d'une violent flux de ventre.

LA SCIENCE

DU BOUVIER.

Le bœuf est destiné à partager nos peines; il est plein de force, travaille beaucoup et dépense peu; l herbe même la plus sèche lui suffit. Il aime mieux la maison de l'homme que sa propre liberté. Des inclinations si avantageuses pour nous sont-elles dues à nos soins?... Non, sans doute, c'est un des plus beaux présens de Dieu.

Des signes et marques du bon bœuf.

Le bœuf doit avoir la tête courte et ramassée, les oreilles grandes, unies, bien velues; les cornes fortes, luisantes, vives, bien placées ; le front large, les yeux gros, noirs, vifs et luisans; le mufle gros et camus, les naseaux bien ouverts, afin que l'animal ait une grande facilité à respirer; ses dents doivent être blanches, longues et égales. (Le contraire est une marque que le bœuf est vieux.)

Donnez la préference aux bœufs qui ont la lèvre noire, le cou gros et charnu, les épaules larges, grosses et fermes ainsi que la poitrine; la peau du devant (le fanon) pendante jusques sur les genoux, les reins fort larges, les côtés bien étendus (les bœufs en respirent mieux), le ventre tombant et spacieux; les flancs proportionnés au ventre, les hanches longues, la croupe large et ronde, les jambes nerveuses, les cuisses grosses et charnues, le dos droit et plein, la queue pendante jusqu'à terre, et bien garnie de poils touffus ; les pieds fermes, le cuir grossier et maniable, l'ongle court et large ; enfin, il doit avoir le corps bien membru, large et ramassé, être vif, jeune, de belle taille, ferme et roide, prompt à l'aiguillon, obéissant à la voix, docile et facile à manier. Préférez ceux qui mangent lentement à ceux qui mangent bien vîte ; ils soutiennent mieux au travail.

Les poils luisans, épais et doux sous la main, sont une marque d'une santé parfaite ; le poil rare, d'échauffement. Si l'animal est noir avec quelques marques blanches aux pieds ou à la tête, comptez sur sa bonté ; mais s'il est tout-à-fait noir, il sera mélancolique

mélancolique et nonchalant au travail. Le bœuf sous poil rouge est le meilleur de tous; car étant bilieux, il a toujours beaucoup de feu : ce qui est une grande qualité dans cet animal, naturellement paresseux et lent. Cependant, quelques extrémités blanches ne lui ôtent rien de son prix.

On connaît l'âge du bœuf à ses dents et à ses cornes. A dix mois, il jette les premières dents de devant qui sont remplacées par d'autres plus larges, mais moins blanches. A sèize mois, les dents de lait des côtés tombent à leur tour, et font place à d'autres moins blanches et plus fortes. A trois ans, toutes ses dents ont mué, et alors elles sont égales, blanchâtres et longues.

Le bœuf perd à trois ans ce qui lui est venu de corne, elle est remplacée par une nouvelle nette et bien unie, où il se forme chaque année un nœud semblable à un anneau relevé en bosse, qui marque son âge. Il vit jusqu'à quatorze ans; mais c'est à dix qu'il faut s'en défaire pour l'engraisser. A trois ans il rend de très-bons services.

On prétend que les bœufs élevés sur les montagnes, ou dans les lieux peu fertiles, son moins lourds, moins paresseux, plus forts, plus aisés à nourrir et plus sains. Cependant, il vaut mieux les prendre dans le voisinage, car cet animal se fait difficilement à un air étranger. Observez, en les accouplant, qu'ils soient tous deux de la même force; sans cela, le plus fort porte tout le poids, tandis que le plus foible ne travaille presque point: il n'est guère de défaut qu'on ne corrige avec le temps et la patience.

Après avoir acheté des bœufs, appliquez-vous à en connaître le tempérament et les vices; tâchez de les corriger plutôt à force de caresses et de jeûnes, qu'à force de coups de fourche et d'aiguillons, qui ne font que les rendre plus durs ou plus fougueux, le plus sûr est de les former comme des chiens de chasse; c'est-à-dire, de les mettre au joug avec un bœuf fait au travail. Le temps de les corriger de leurs défauts, est depuis trois ans jusqu'à cinq, autrement, il serait trop tôt ou trop tard.

Si le bœuf est rétif, il faut prendre un bâton tiré tout chaud du feu et brûlé au bout, et battre les fesses du bœuf, et l'obliger de cette façon à marcher. Pour empêcher qu'il soit peureux, accoutumez-le de bonne heure au grand bruit et à la multitude des objets; le travail et l'âge feront le reste.

Il ne faut mettre les bœufs à l'herbe que vers la mi-Mai. Les premières herbes ne leur valent rien: que le passage du vert au sec et du sec au vert soit peu à peu, et non pas tout d'un coup. Laissez manger vos bœufs à leur aise et autant qu'ils voudront; cet animal a cela de particulier, qu'il ne prend jamais plus de nourriture qu'il ne lui en faut. Donnez-lui le temps de *ruminer*, c'est-à-dire, de remacher tranquillement ce qu'il a mangé.

Bouvier.

Celui qui a soin de nourrir et de conduire les bœufs, doit être diligent, doux et patient pour gouverner ces animaux fantasques. Il doit avoir soin de les étriller avant de les mettre sous le joug, de les bien frotter soir et matin, sur-tout lorsqu'ils sont encore en sueur ; de leur laver souvent la queue avec de l'eau tiède, et la bouche l'été avec du vin et du vinaigre, dans lequel il mettra un peu de sel pour les rafraîchir, leur donner de l'appétit et empêcher les tranchées. Il leur lavera les pieds chaque fois qu'ils reviendront des champs, pour ôter les pierres, ordures et épines qui s'y mettent. Il les fera boire deux fois le jour en été, et une fois l'hiver, et toujours de l'eau claire, nette et froide.

L'usage de couvrir d'une grande toile les bœufs qui labourent, est très-bon ; cette toile les garantit des mouches, du grand chaud, du grand froid et des injures de l'air.

Des vaches.

Ce qu'on vient de dire des bœufs, doit aussi s'entendre des vaches ; car il n'y a de différence que pour le plus ou le moins de force, c'est la même taille et le même poil qu'il faut choisir.

Achetez les vaches quand elles sont au pâturage, parce qu'alors on connaît mieux leur tempérament et leur action que quand elles mangent du foin; sur-tout faites attention à l'âge, à l'œil, au lait, à l'embonpoint de la vache. On connaît l'âge, comme au bœuf, aux dents et aux cornes. Elle doit avoir les yeux noirs, gros, bien ouverts, vifs et alertes; s'ils sont tristes, c'est signe de maladie ou de mauvais tempérament : qu'elle soit d'un grand corsage, ayant le ventre gros, le front large, les cornes belles, polies, brunes, courbées en dedans, les oreilles velues et hérissées, les mâchoires serrées, la corne du pied petite, les jambes courtes, en un mot, tous les membres gros jusqu'aux pieds, le poil court et doux.

Sous poil rouge elles ont plus de force, et peuvent servir au labourage et au trait ; mais celles qui sont d'un noir moucheté, ou tout-à-fait noir, passent pour donner le meilleur lait, parce qu'à cause de leur tempérament mélancolique, tout ce qu'elles mangent profite : les blanches sont celles qui en donnent le plus.

On lâche les vaches aux taureaux en toute saison, quand elles sont en chaleur ; ce qui se connaît quand elles ne font que meugler et sauter sur tout ce qui se présente à elles. Les vaches grasses ne conçoivent pas si aisément que celles qui le sont moins ; aussi faut-il les faire un peu jeûner avant de les mener au taureau. On doit nourrir de bon foin et de pain fait de farine de graines de lin (ou du marc de cette graine) et du sel, les vaches tardives à se mettre en amour.

Les vaches portent neuf mois, et elles portent (si on veut) toutes les années, pourvu qu'elles n'aient pas passé dix ans ; car alors elles ne valent plus rien que pour la boucherie.

Attendez que les génisses aient au moins deux ans et demi avant de les laisser saillir ; retenez celles qui désirent le taureau avant cet âge-là : une fécondité prématurée les dérange et altère leur tempérament. C'est une preuve que la vache a conçu, quand elle ne peut plus souffrir les approches du taureau.

Quand le terme de neuf mois approche, c'est au vacher à mettre la vache dans un endroit séparé des autres bestiaux, à lui faire une bonne litière, et à tenir l'étable bien chaude en hiver.

Aussitôt que le veau est né, on lui répand sur le corps une poignée de sel, et autant de miettes de pain, pour exciter la mère à le lécher : ce lèchement fortifie le veau, l'échauffe, ou du moins en ôte toute l'ordure. Pendant les cinq ou six premiers jours, il faut le laisser auprès de sa mère, surtout en hiver, pour qu'elle l'échauffe et qu'il tette à discrétion : au bout de ce temps, on l'attache un peu à l'écart, afin qu'il ne tette plus que quand on le juge à propos. Pour boisson, on donnera à la mère de l'eau blanchie avec de la farine ou du son : l'hiver on fait tiédir l'eau, et on ne lui donne que du bon foin et d'autres herbes sèches, luzerne, sainfoin, etc. En été, elle n'a besoin que d'herbe fraîchement coupée. On lui donne ces soins pendant huit ou dix jours, au bout desquels on gouverne la vache qui a vêlé, comme à l'ordinaire.

Des maladies du bœuf.

Avant que de passer au détail des maladies du bœufs, il est bon d'expliquer à quelles veines on le saigne, et pourquoi.

1° On le saigne à la langue pour l'appétit perdu, pour les ulcères de la langue, et pour les enflures de la bouche et du palais,

2° A l'œil pour les taies, porreaux et blanc sur l'œil ; pour les nuages, enflures et eaux qui s'y forment.

3°. Au front pour les douleurs de tête et autres maux qui y surviennent.

4° A la racine de la corne, pour les cornes rompues ou foulées par le joug.

5° A côté de l'oreille, pour les foulures et enflures du cou.

6° Au-dessous de la gorge, pour les étranguillons, l'esquinancie et les sangsues avalées.

7° Au-dessus du cou, pour le chignon pelé, endurci ou enflé.

8° A l'épaule, pour la dislocation.

9° Au milieu du dos, quand la peau tient aux côtés.

10° Au bas des flancs, pour les douleurs de ventre.

11° Au-dessous de la queue, pour les boyaux gâtés, et pour la paresse et le flux de ventre.

12° A la cuisse, quand il l'a foulée ou déplacée.

13° Au jarret, pour les jambes rompues.

14° Au-dessus de la corne du pied, pour les enflures, endurcissemees, foulures et déboîtement du pied.

15° Au talon, quand l'ongle tombe, et qu'il est cassé ou fendu.

16° Au fourreau, quand il ne peut pisser, ou qu'il pisse le sang ou la boue; quand il quand il a le fourreau ou la verge enflée, ou quelques pierres dans ces parties.

Causes des maladies.

Trop de travaux dans un temps chaud, froid ou pluvieux, est la cause ordinaire des maladies des bestiaux ; les yeux mornes et tristes en sont les signes : le dégoût en est aussi un symptôme, plutôt qu'une maladie.

Du dégoût.

Si le bœuf n'est que dégoûté, l'appétit lui reviendra quand on lui aura donné, pendant deux jours, soir et matin, le remède suivant : sinon, c'est toute autre maladie qu'il faut tâcher de connaître pour y remédier.

On ragoûte les bœufs avec des poireaux, des ciboules, ou du céleri infusé dans du bon vinaigre et du sel ; on leur tient le mufle élevé, pour qu'ils ne laissent rien perdre de cette salade pendant qu'ils la broient. Il est encore bon de leur donner des feuilles de raves ou raiforts, ou des betteraves cuites et marinées dans du bon vinaigre. Quelques-uns font manger aux bœufs dégoûtés, une rôtie de pain bis, frottée de miel et trempée dans du vinaigre, dont on leur lave le palais et la langue. Il y en a aussi qui ne se servent, pour leur frotter la bouche, que de gousses d'ail concassées et infusées dans deux verres de vinaigre, ou de verjus, avec un peu de sel et de miel.

D'autres font avaler au bœuf tout ce qu'ils ont ont pu tirer de plus tendre d'un chou, après l'avoir broyé dans de l'huile de noix, après quoi, on le promène une bonne heure, bien couvert. Une once de thériaque ou d'orviétan, est encore un bon remède contre le dégoût; on les lui fait prendre dans du vin.

Les remèdes suivans contre le même mal sont purgatifs. 1° Du marrube avec de l'huile de noix et du vin rouge. 2° Des grains d'encens, de la sabine ou de la rue, qu'on fait avaler dans du vin. 3° Le serpolet pilé et mêlé avec du vin. 4° L'oignon marin, coupé et detrempé dans l'eau. On donne ces remèdes durant trois jours dans une pinte de vin.

Souvent le dégoût de ces animaux n'est qu'une langueur qui provient en été des grandes chaleurs. Dans ce cas, après le premier remède ci-dessus, on jettera deux poignées de farine dans trois pintes d'eau, qu'on leur fera boire à midi et le soir : pour nourriture un picotin de son humecté, mêlé d'une poignée d'avoine, puis de l'herbe pour fourrage. En hiver, l'eau de neige ou les pluies froides causent la langueur, qu'on peut guérir en se servant d'un des remèdes au vinaigre, dont on a parlé, et et on lui donnera du son sec, avec moitié avoine le matin et le soir, et du bon foin. Tenez l'animal chaudement.

Mal de cœur.

Les yeux tristes, ou le battement de flancs fréquent, un panchement de tête occasionné par des nausées, sont les signes de cette maladie.

Aussitôt qu'on s'en aperçoit, il faut faire avaler au bœuf une chopine de vin rouge avec gros comme une noissette d'orviétan ou de thériaque, et lui frotter le mufle avec de l'ail. Deux heures après, on lui fait avaler des rôties au vin, ou une copieuse salade de poireaux, cives, ciboules, céleri, ou autres herbes fortes, bien assaisonnées de vinaigre et de sel.

Si l'animal ne se remet pas, ou que le mal empire, on lui fera prendre une décoction de bourrache, violette, buglosse et mélisse; on lui lavera souvent la bouche de vinaigre. En hiver, on fait avaler deux onces de canelle, autant de girofle pulvérisés et mêlés dans du vin avec un peu de sucre, ou simplement de girofle avec du suc de marjolaine.

Coliques et tranchées

Le bœuf qui en est attaqué se plaint, alonge le cou, étend la cuisse, se lève et se couche souvent, change de place et sue. C'est une maladie du printemps plutôt que de toute autre saison : elle provient d'une abondance de sang, et des causes générales dont nous avons parlé ci-dessus.

Pour l'en guérir, fendez-lui les extrémités de la queue et des oreilles, frottez rudement son ventre d'un bâton. Cela fait, on le promène demi-heure, après quoi on le couvre pour le tenir chaudement à l'étable Sa nourriture sera du bon foin, et à midi un picotin d'avoine, une poignée de farine de froment dans de l'eau tiède pour boisson.

Si ce remède n'opère pas, faites-lui avaler des oignons cuits, trempés dans du vin ; et chauffez-lui le ventre avec un bassinoire ou poêle bien chaude.

Une poignée de graine de céleri, et autant de concombre, mêlées avec le miel et le vin, fait aussi un bon remède contre ce mal, qui se guérit ordinairement par les lavemens dont je vais parler.

Prenez une poignée de mauve, guimauve, mercurial, violette, chicorée sauvage et bourache (de chacune la même quantité), faites-en une décoction dans trois pintes d'eau, laissez réduire à moitié, ajoutez-y deux onces d'huile violat, autant de casse, coulez le tout, et le donnez en lavement :

S'il n'opère pas, mêlez-y une chopine de vin émétique. Tenez le bœuf bien couvert, et lorsqu'il aura rendu son lavement, donnez-lui pour breuvage une pinte de la décoction dont on vient de parler. Mettez deux onces d'huile d'amendes douces au lieu d'huile violat.

Si la colique provient de vents retenus dans les intestins, servez-vous du lavement suivant. A une pinte de la décoction précédente, ajoutez deux onces d'huile de noix, un peu de sel commun, et deux onces de suc de rue, le tout mêlé ensemble et coulé.

Flux de ventre.

Ce mal n'est dangeureux que lorsqu'il dure plus de deux jours. Il abat extrêmement le bœuf; surtout lorsqu'il rend le sang.

Le remède le plus aisé est de ne lui donner pendant trois jours pour toute nourriture que des pepins de raisins trempés dans du vin, et un peu d'avoine; et pour boisson, on lui fera bouillir des gratte-culs ou des pelures de coings dans une pinte d'eau, qu'on lui fera avaler une fois par jour.

On peut aussi guérir ce mal en donnant à manger au bœuf de la farine de froment brûlé ou roti, détrempée dans du vin rouge, ou en lui donnant à boire de l'eau tiède mêlée de farine d'orge, et lui faisant prendre une décoction d'écorce de grenade.

Paresse du ventre.

Le foin ne vaut rien pour cette maladie, mais le pâturage est excellent; aussi ne donne-t-on aux bœufs qui en sont atteints en hiver, que de la paille et du son de seigle mouillé, soir et matin. On se sert aussi du lavement suivant :

On fait bouillir dans une décoction (composée de mauve, guimauve, pariétaire de de chacune deux poignées), demi-livre de miel commun, un peu de beurre frais et deux onces de séné ; on y ajoute deux cuillerées d'huille de noix. Le lendemain de ce lavement on donne au bœuf de grand matin une pinte d'eau tiède, dans laquelle on met dissoudre deux onces d'aloës en poudre.

Enflure.

La peau d'un bœuf qui a avalé un insecte, ou qui a été piqué par une bête venimeuse, enfle quelquefois si fort, qu'elle sonne comme un tambour.

On remédie à cet accident en plaçant dans le fondement du bœuf, trois ou quatre doigts avant, une corne percée ; puis on le promène jusqu'à ce qu'il rende des vents. On frotte la piqûre, d'orviétan ou de thériaque ; on peut même leur en faire avaler, en faisant précéder une décoction émolliente.

Indigestion.

On connaît qu'un bœuf ne digère point, lorsqu'il a les nerfs tendus et raides, les yeux pesans : qu'il ne rumine point, qu'il rote et que son ventre gronde. Pour le guérir nourrissez-le de chous bouillis, arrosés de vinaigre ; si l'enflure survient au ventre, coupez tout autour la corne du pied, et fourrez dans le fondement votre main frottée d'huile, pour en tirer la fiante ; promenez-le ensuite un peu. Si la douleur continue, prenez des figues sauvages sèches ; broyez-les, et les lui donnez avec neuf fois autaut pesant d'eau chaude ; ou bien faites manger au bœuf des oignons coupés et mêlés avec une livre de miel et deux onces de sel, et le promenez ensuite.

Bœuf qui pisse le sang.

Dès qu'on s'en aperçoit, il faut lui retrancher toute boisson, et ne lui donner que le breuvage que voici :

Prenez une chopine d'urine d'homme, autant d'huile d'olive, six œufs frais et une pleine main de suie de four, battez le tout ensemble et faites-le lui avaler : après quoi, pour apaiser les douleurs du bœuf, liez-lui les oreilles, que vous battrez avec une petite baguette, jusqu'à ce qu'elles soient toutes rouges ; alors percez-lui les petites veines que vous verrez, il en tirera du sang presque vert, Cela fait, mettez-lui du sel dans la bouche, et promenez-le ; ou bien, prenez deux pintes d'eau ou de jus de plantin, moitié vinaigre et huile d'olives, joignez-y gros comme un œuf de pigeon du concombre sauvage pulvérisé, avec autant de coques d'œuf; mêlez le tout et faites-le lui avaler.

Outre ces remèdes il est bon de donner au bœuf quelques lavemens rafraîchissans dont voici la composition:

Prenez du mélliot, de la pariétaire et de la camomille, de chacun trois poignées. Faites-en une décoction dans deux pintes d'eau, laissez-la réduire à une, et coulez ensuite, ajoutez-y demi-livre d'huile de lin ou de noix, du miel, deux onces de casse et une chopine de verjus; le tout ainsi incorporé, on le donne tiède.

Fièvre.

Le bœuf qui a la fièvre ne doit pas sortir de l'étable et doit être saigné à la veine du front ou de l'oreille; sa nourriture doit être rafraîchissante : en été, l'herbe récemment cueillie et mêlée de laitue, chicorée, feuilles de vigne; et en hiver le foin humecté et du son mouillé, deux fois par jour, et pour boisson, de l'eau fraîche avec une poignée de farine de seigle.

On peut aussi laisser un bœuf qui a la fiévre, un jour sans manger. Le lendemain on lui tirera du sang sous la queue, et une heure après on lui donnera des rejetons de choux cuits avec de l'huile d'olive, qu'on lui fera avaler à jeun pendant cinq jours.

S'il est dégoûté, on lui fait prendre six œufs mêlés avec deux onces de sucre et antant de miel.

Barbe ou barbillons.

Ces barbes ne sont autre chose qu'une excroissance de chair qui vient sous la langue du bœuf, et qui l'empêche de manger ou de paître; c'est pourquoi il faut les lui couper avec des ciseaux, et laver la plaie avec du vinaige et du sel. On se sert aussi de saindoux et de sel écrasé fort menu.

Enflure du palais.

Il n'y a qu'à y faire une petite incision, ou le saigner à la veine du palais, puis le frotter de sel et de vinaigre, ou lui donner une fois de l'ail bien pilé; nourrissez-le d'herbes tendres, comme feuilles d'orme, de vignes, ou de foin.

Toux.

Le froid, la poussière, la sécheresse des poumons causent la toux au bœuf, Dès qu'on s'en aperçoit, il faut faire une décoction d'hysope, la lui faire boire, et lui donner pour remède des poireaux pilés avec du froment.

Si ce remède ne réussit pas, prenez deux verrées de miel, autant d'huile, avec deux onces de vieux-oing et autant de beurre frais; faites bouillir le tout, et avaler au bœuf malade.

Si le mal s'opiniâtre, usez du remède suivant: une verrée du suc de l'herbe appelée marrube, mêlée avec autant d'huile de noix, autant de vin rouge et moitié sel.

Rétention d'urine.

Les efforts que fait le bœuf pour uriner, sans le pouvoir faire, sont un signe bien évident de cette maladie. Pour la guérir, faites bouillir ensemble de la pariétaire, du seneçon et des racines d'asperges; mêlez-y du beurre frais, et appliquez le tout aux bourses du bœuf dans un linge. Continuez jusqu'à ce qu'il urine aisément.

Pour nourriture on lui donne des feuilles de raves copieusement et souvent; à midi un picotin de son mouillé et autant le soir, et pour breuvage (pendant trois matin), une chopine de vin blanc qu'on fait bouillir avec deux cuillerées d'huile.

La graine de céleri bien pilée est encore un bon remède, avalée avec le vin blanc.

Ou bien (au lieu de cette graine) quatre onces de fiente de pigeon pulvérisée et bouillie dans du vin blanc.

Ou bien encore trois onces de colophane mise en poudre dans une livre de vin blanc.

Mal de tête.

Les signes des maux de tête sont lorsque le bœuf a cette partie enflée et plus chaude que de coutume, et qu'il jette par les yeux et les naseaux beaucoup d'humeurs.

Pour le guérir, il faut le saigner au cou, et faciliter l'écoulement des humeurs. Pour cet effet, pilez de l'ail que vous mettez infuser à froid dans du vin, l'espace de deux heures, et le lui seringuez dans les naseaux.

On peut aussi se contenter de lui frotter la langue avec du thym, de l'ail, du sel, broyés ensemble et mêlés dans du vin rouge.

Dans cette maladie, il est nécessaire de donner le lavement suivant: Faites bouillir dans deux pintes d'eau, réduites à trois chopines, deux poignées des herbes suivantes: centaurée, cardamone, pouliot, guimauve, ellébore et fénouil; joignez-y une once de séné, que vous y laisserez infuser sans bouillir; demi-livre de miel, un peu de sel, trois cuillerées d'huile de noix, deux onces de poudre d'agaric et trois onces de casse: mêlez, coulez et donnez le tout en lavement.

Si c'est en été, sa nourriture doit être rafraichissante, et comme feuilles de vigne, laitue, chicorée sauvage, et de l'eau blanchie avec de la farine de seigle; en hiver on le nourrira d'orge, d'avoine et du meilleur foin d'eau blanchie de farine d'orge.

Etanguillons.

On appelle ainsi les glandes qui se forment sous la gorge du bœuf; elles proviennent des humeurs qui découlent d'un cerveau refroidi.

Pour y remédier, il est bon de le saigner sous la langue ou au cou, et d'ouvrir soir et matin les glandes avec une lancette. On lui frotte tout le dessous de la gorge, d'huile de laurier et de beurre frais battus ensemble à froid, et sa tête doit être tenue chaudement et bien couverte.

Poumon altéré.

La toux et une grande maigreur sont les signes de cette maladie dangereuse. Il faut de temps en temps donner à l'animal malade du son mouillé avec une once de sperme de baleine, et demi-once de soufre, de cinnabre, et d'antimoine, ou bien on lui fait avaler une chopine de vin blanc, avec un peu de miel qu'on assaisonne de poudre de muscade, deux onces; autant de safran, demi-once de gingembre, un quart-d'once de cannelle et un peu de réglisse; mêlez et coulez le tout avant de le donner.

Battement de flancs.

C'est la marque d'une grande inflammation d'entrailles. Dans cette maladie le bœuf a besoin de repos et d'un lavement, qui doit être composé d'une décoction de bourache, chicorée sauvage et bettes, le tout bouilli dans du petit-lait de vache ; on y ajoutera quatre onces de miel, et autant d'huile de noix. Le lendemain on lui fera avaler une pinte d'eau tiède avec du suc de poireaux ; enfin on lui appliquera sur les parties affligées un cataplasme fait avec de l'amidon et des graines de choux, le tout pilé ensemble et délayé dans l'eau froide. On ne doit point donner de soin au malade pendant quelque temps.

Testicules enflés.

Laissez le bœuf en repos, et frottez-lui les parties affligées de sain-doux ou de la fiente de l'animal même, avec des fleurs de camomille et de mélilot.

Si le mal vient d'inflammation, il est dangereux ; alors servez-vous d'huile rosat, blanc d'œuf, eau rose et de lait, mêlez le tout et frottez-en les testicules.

Ou bien du suc de plantin, ou de pourpier mêlé avec l'huile rosat et des blancs d'œufs : il est bon de mener le bœuf à la rivière, et de lui faire baigner les parties enflées.

Mal des yeux.

Si le bœuf a les yeux enflés, mettez-y dessus de la farine de froment détrempée clairement avec de l'eau et du miel. Si on aperçoit quelques blancheurs dans l'œil, servez-vous de sel ammoniac pulvérisé et mêlé avec du miel; et si les yeux pleurent, servez-vous du premier remède, mais employez la farine d'orge cuite au four, au lieu de celle de froment.

La graine de panais sauvages, mêlée avec le suc de raiforts et de miel, est encore un bon remède pour ce mal.

Des maladies des pieds.

L'enflure se guérit en y appliquant des feuilles de sureau broyées avec du sain-doux.

Pour l'entorse, on fait bouillir ensemble du miel, du sain-doux et du vin blanc, puis on en frotte le mal quatre fois par jour. S'il y a dislocation, il faut remettre l'os et se servir du remède que je viens de dire; s'il y a rupture entière, engraissez l'animal pour le vendre.

Pour l'enclouure, on ôte du pied le clou ou chicot; puis on met sur la plaie de l'huile toute chaude, et par-dessus des étoupes qu'on enveloppe de linges.

Le soc de la charrue blesse souvent le bœuf aux pieds. Dans ce cas on prend du vieux-oing, de la poix noire et du soufre, qu'on mêle ensemble, et qu'on applique sur la plaie, avec de la laine et du linge par-dessus.

Le froid fait quelquefois boiter le bœuf, et pour lors il faut lui laver le pied malade, y faire une ouverture avec la lancette, laver la plaie avec l'urine, ensuite la saupoudrer de sel, et y infuser de l'huile chaude simplement, ou avec de la cire : enveloppez-le de linges.

Le sang extravasé fait aussi boiter ces animaux. Dès qu'on s'aperçoit du mal, on on doit visiter la corne du pied, frotter l'endroit où l'on sent de la chaleur, et l'animal de la douleur, et on le scarifie pour en faire sortir le sang; mais si ce sang a déjà pénétré l'ongle, il faut (crainte d'un plus grand désordre) fendre l'ongle dans le milieu de la fourchette, ensuite imbiber des étoupes de vinaigre mêlé de sel, et les appliquer sur la plaie avec un bandage. Le bœuf ne doit pas mettre son pied dans l'eau, ni rien d'humide. Le premier appareil levé, nettoie bien la plaie, puis on y applique de nouveau des étoupes imbibées de vinaigre, d'huile et de sel.

Si on s'aperçoit que le sang soit descendu jusqu'à l'extrémité de la corne, il faut la couper par le bout jusqu'au vif, afin que le sang en sorte.

Si le genoux du bœuf boiteux enfle, il faut le lui frotter avec du vinaigre chaud, et y mettre de la graine de lin imbibée d'eau et de miel ou de vieux levain, de l'urine humaine, et semblables résolutifs.

La Gale.

Cette maladie vient d'un sang échauffé et corrompu. Il faut, pour la guérir, saigner le bœuf au cou, et lui donner un lavement d'herbes raffraichissantes, après cela lui faire avaler une chopine de lait de vache, une once de tartre et de miel mêlés ensemble. Sa nourriture en été sera de l'herbe fraîche, et en hiver de foin humecté et de son mouillé deux fois par jour, Pendant quelque temps on le frottera avec un onguent fait avec une livre d'huile d'olive et autant de sain-doux, deux onces de souffre vif, autant de myrrhe, et une demi-once d'alun de plume, broyés ensemble, avec une chopine de bon vinaigre.

Autre remède.

Le bœuf galeux étant seigné, on le frotte le lendemain avec des cendres chaudes, jusqu'à ce que le sang paraisse; après quoi on lui donne une potion avec le mercure préparé, mêlé d'alun en poudre et de l'huile de lentisque.

Ou bien on frotte la gale pendant trois ou quatre jours, avec deux onces d'huile de chenevis et demi-once de cantharides, le tout bouilli ensemble.

Lorsque la gale est guérie, on nettoie la peau du bœuf avec du vinaigre ou du soufre vif, mêlé de poudre de térébenthine.

La gale frottée jusqu'au sang avec un bouchon de paille, doit être pansée avec du savon et de l'eau de lessive.

Poux.

On les chasse avec de la poussière de charbon, en frottant le bœuf dans tous les endroits du corps où il en a ; ou bien en se servant d'un onguent composé d'urine d'homme, de poix-résine fondue dans du vin blanc, et du beurre salé.

Maladies du cou.

Si l'enflure du cou vient de contusion, on y appliquera un cataplasme fait de miel, de sain-doux et de son ; le tout bouilli dans du vin blanc : mais si elle vient d'un abcès, (on le connaît lorsque le premier remède n'opère pas), prenez de l'onguent althæa, de l'huile de laurier et du beure frais, deux onces de chacun, le tout battu à froid. Frottez-en le cou du bœuf, et l'enveloppez de linges ; il s'y formera une tumeur que vous ouvrirez avec des ciseaux, l'abcès étant mûr,

mûr : pansez tous les jours la plaie, et y mettez de la racine d'ortie.

La graisse de porc avec de la cire neuve fondues et mêlées ensemble, est le remède pour les écorchures du cou.

Pour résoudre les duretés de chignon, faites cuire dans de l'eau où il y aura les trois-quarts d'huile d'olive, deux onces de racines de lis, autant de guimauve; après que le tout aura bouilli une heure, ajoutez-y deux poignées des herbes suivantes: mauve, violette et pouliot bien hachées; laissez bien cuire le tout, et appliquez-le tout chaud sur la dureté.

Si le chignon est déplacé, il faut examiner de quel côté il penche, et tirer du sang à l'opposé, ce qui se fait en battant avec un bois de vigne la grosse veine qui paraît dans cet endroit, et qu'on perce lorsqu'elle est gonflée. Si le chignon ne penche d'aucun côté, on saignera le bœuf aux deux oreilles; et après la saignée, faites cuire dans un pot, à poids égal, moëlle de bœuf, poix-résine, suif de bouc, et vieille huile d'olive, et en frottez l'enflure, après l'avoir lavée avec de l'eau, et laissez-la sécher.

Maigreur.

Le premier soin qu'il faut apporter au bœuf dans cet état, est de l'oindre avec du vin et de l'huile mêlés ensemble, et de le frotter rudement à contre-poil, en approchant une pelle rouge pour mieux faire pénétrer le remède: ensuite on lui donnera un lavement de décoction de bettes blanches, de chicorée sauvage, et autres herbes rafraîchissantes, avec du son et deux cuillerées d'huile de noix ou d'olives. Après ce lavement, sa nourriture sera le matin du foin humecté et uu picotin de son mouillé; à midi, de l'eau avec de la farine d'orge pour sa et ainsi pour boisson, le soir. Si c'est en été, on donnera l'herbe fraîche; trois jours après on lui donnera l'avoine avec le son toujours mouillé.

Sangsues avalées.

Mettez dans la bouche du bœuf le tuyau d'un entonnoir qui reçoit la vapeur des punaises qu'on brûle dessous; ou bien, si la sangsue est attachée au palais, on prend une feuille de figuier ou un morceau de drap rude, et on la détache; mais si elle est descendue en l'estomac, et qu'elle se soit attachée à son orifice, qui se gonfle de façon que le bœuf ne puisse plus prendre de nourriture, quelques-uns conseillent une grande quantité d'huile, d'autres du vinaigre ou de la saumure, qu'on fait avaler au bœuf.

Remède contre la rage.

Prenez demi-poignée de petite-sauge,

autant de rue, une poignée de paquerettes ou marguerites sauvages, la plante entière; une pincée de racine d'églantier les plus grandes, une racine de scorsonère longue et grosse à peu près comme le doigt, une tête d'ail, faisant à peu près cinq ou six gousses comme une noisette, du sel gris comme un œuf de pigeon.

Nettoyez, épluchez sans laver les simples, ôtant la terre et mauvaises feuilles; jetez dans un mortier de marbre la sauge, la rue, la racine d'églantier ou rosier sauvage, et de scorsonère; mettez dessus les paquerettes, les gousses d'ail et le sel: il faut piler le tout ensemble, et mettre la moitié d'un demi-setier de bon vin blanc, et le broyer de nouveau, après quoi on mettra cette espèce de bouillies dans un linge fort, pour exprimer, en tordant, tout le jus, qu'on recevra dans un verre ou écuelle.

Usage pour l'homme.

Prenez, le matin, à jeun une v rrée ordinaire de cette drogue, qu'on ne doit préparer que le matin, ou tout au plus la veille du jour qu'on doit en user, crainte qu'elle ne s'aigrisse. Pour ôter le mauvais goût qu'elle laisse à la bouche, il faut se la laver avec du vin et de l'eau pour ne pas empêcher l'effet du remède, il faut observer de ne faire et de ne manger que trois ou quatre heures après l'avoir pris ; il faut se promener après avoir avalé le remède, pour qu'il opère mieux. S'il y a morsure ou plaie faite par un homme ou une bête enragée, il faut ouvrir la plaie et la scarifier avec un couteau ou autre ferrement, ce qui est d'autant plus nécessaire. que la morsure des animaux enragés se ferme presque incontinent après, et devient noire et livide.

La plaie ainsi rouverte et scarifiée, prenez parties de vin et d'eau, et une pincée de sel, faites tiédir ; après quoi lavez et étuvez-en bien la plaie, en y seringuant, si elle est profonde, quelques gouttes de la potion ci-dessus, dont on a pris une verrée, et avec le marc on fera un cataplasme qu'on liera et bandera d'un linge sur chaque plaie.

Il ne faut pas s'étonner du premier accès de rage, si après le premier, second, troisième, quatrième et cinquième, même juspu'au huitième et neuvième (on ne va guère plus loin sans périr), on peut lui faire avaler, de gré ou de force, la potion ci-dessus ; mais il est toujours très-prudent d'user de ce remède dès le commencement, même dans le seul soupcon que l'animal, dont on a été mordu, était enragé, parce qu'il ne peut faire aucun mauvais effet : il donne seulement un grand appétit.

Si la morsure provient d'un animal enragé, deux ou trois prises de ce breuvage pris dans le commencement, pendant deux ou trois matins, suffisent pour chasser la rage.

Mais si la personne avait déjà eu plusieurs accès de rage, il faut lui faire prendre, de gré ou de force, neuf prises au plus de cette potion, pendant neuf matins sans interruption.

Usages pour les bestiaux et autres animaux.

On donne la potion double pour les bestiaux enragés, c'est-à-dire, deux verrées qu'on leur fait avaler avec une corne. Pour un chien quelconque, la potion comme pour un homme; au lieu de vin, on se sert de lait; s'ils sont furieux, et qu'ils ne veuillent pas prendre, il faut les suspendre par une chaîne ou collier, et leur faire avaler avec une corne.

Ce remède a été éprouvé très-souvent avec succès, et sur-tout à Amsterdam et dans toute la Hollande.

Antidote expérimenté pour toutes sortes de bestiaux.

Prenez de la racine d'angélique et des graines de genièvre, de chacune deux poignées; faites-les sécher et les pulvérisez finement. Mêlez-y une poignée de feuilles de rue toute verte, et deux têtes d'ail. Ajoutez-y une quantité suffisante de miel, battez le tout ensemble, et le mêlez bien; ensuite, donnez au bœuf ou au cheval de cet antidote, la grosseur d'un œuf de pigeon dans une chopine de vin rouge tout chaud : on en fait prendre gros comme une noix moyenne aux bestiaux de médiocre taille, dans une verrée de vin.

On peut se servir de ce remède, comme on se sert de l'orviétan et de la thériaque; il est excellent contre le mauvais air et le poison, pour les hommes comme pour les animaux. Si on en met sur un charbon de peste, il le fait venir en matière : il est encore merveilleux contre les morçures des bêtes venimeuses; même, dit-on, contre les chiens enragés.

Remèdes et précautions dont il faut user durant les maladies contagieuses du bétail.

Les maladies épidémiques, que les anciens auteurs ont appelées *malis*, ont fait en différens temps un ravage affreux dans toutes les parties de l'Europe, surtout depuis le commencement du siècle passé. Nous n'examinerons point ici, si elles sont causées par des insectes imperceptibles repandus dans l'air, ou par une espèce de gale ou de petite-vérole, ou si c'est simplement par une fièvre maligne, pestilentielle et pourpreuse. Les plus grands médecins ne sont pas d'accord là-dessus. Il suffira de prescrire les précautions qu'on doit prendre pour éviter ce fléau, et les remèdes qu'on doit employer pour guérir les bestiaux qui en sont frappés.

Chancres ou charbons.

Ces maladies peuvent se réduire à deux principales, les chancres ou charbons volans, et la petite vérole. Les charbons, abcès ou apostumes, qui attaquent la racine de la langue des bestiaux, sont une maladie purement extérieure, qui n'ôte d'abord à l'animal ni sa gaîté, ni son appétit ; mais les progrès en sont si rapides, qu'ils lui coupent la langue souvent en vingt-quatre heures.

Quand on a l'éveil de cette contagion, il faut se tenir sur ses gardes, visiter souvent la langue de son bétail. Dès qu'on y aperçoit quelques tumeurs, pour empêcher la contagion, il faut mettre à part ces animaux malades, leur racler la langue avec une cuiller d'argent, ou autre instrument propre à ce faire, et se servir du remède suivant : prenez du sel, du poivre, de l'ail, une poignée d'angélique, de valériane et d'impératoire, pareille quantité de grande jombarde, *simper vinum majus*, vulgairement artichaud sauvage, qui vient sur les toits ou les murailles, ou deux gros de gomme, d'*assa-fœtida* ; pilez le tout ensemble, vous contentant de ce que vous aurez trouvé, puis mettez-le dans du vin ou du vinaigre, pour en laver l'abcès plusieurs fois le jour. Quelquefois les bords de la plaie deviennent durs et calleux ; pour lors, on doit les toucher légèrement avec un linge attaché au bout d'un morceau de fer, et qu'on aura trempé dans l'esprit de vitriol. On procurera la chûte de l'escarre, en lavant souvent la plaie avec du vin dans lequel on aura mis du miel commun, sel et ail pilés, et un peu d'eau de vie. Pendant le traitement on doit purger l'animal avec une chopine de vin, une tête d'ail pilée; deux gros de soufre et une once et demie d'*assa-fœtida*.

Petite-Vérole pourprée.

La petite-vérole pourprée (on lui donnera tel autre nom qu'on voudra), s'annonce d'une manière plus sensible que le charbon volant. On s'aperçoit que le bétail est malade, quand il a la tête basse, qu'il a les yeux rouges, chassieux, troubles, tristes et larmoyans; qu'il paraît engourdi et abattu, que sa tête est lourde, pesante et penchée, les oreilles froides et pendantes. Il leur sort une chassie purulente, une bave gluante et épaisse, des naseaux et de la bouche; il sort de leur poumon une haleine très-puante ; difficulté de respirer, accompagnée quelquefois de battemens de flancs et de toux très-violente : il leur vient, plusieurs fois le jour, des frissons irréguliers et si violens, qu'à peine peut-on les réchauffer. Les vaches tarissent peu à peu totalement, selon l'ardeur de la fièvre. Dans les excrémens on voit, les premiers jours de la maladie, des filets de sang. Les unes ont un flux de ventre considérable, d'autres ne fientent qu'avec des tranchées. On remarque un mouvement convulsif de l'épine, depuis la tête jusqu'à l'extrémité du dos ; ils ne se soutiennent plus sur leurs jambes ; en appuyant la main sur leurs reins, on sent la peau presque séparée de la chair, et on s'aperçoit d'un froissement semblable à celui d'un parchemin sec. Il leur sort des boutons à la langue, au fondement, et même sur tout le corps.

Dès qu'un bœuf est malade, il faut le séparer des bêtes saines pour éviter la contagion, qui est prompte, la mettre dans un étable bien éloignée, où il soit à couvert et de nuit et de jour, et à l'abri du froid et de la pluie. On doit le tenir bien chaudement, et même lui mettre quelque légère couverture. Il faut saigner l'animal malade le plus promptement qu'on peut, mais jamais durant les frissons, sa saignée doit se faire à la veine du cou. On tirera aux bœufs deux livres de sang; aux vaches, une livre et demie; aux jeunes taureaux et génisses, une livre. On peut réitérer deux ou trois fois la saignée, à douze heures de distance, selon le besoin et la force de la bête; mais il faut s'en abstenir aussitôt que les boutons de la petite-vérole paraissent s'augmenter, et que les accidens diminuent. On doit s'appliquer uniquement à entretenir cette éruption, par l'usage du cristal et de suie de cheminée. Le cinquième jour que les pustules sortent, on pourra faire des scarifications ou incisions à la peau de ces bêtes, leur donner alors de la gelée faite avec de gros os de bœuf. On peut se flatter de quelque succès. Quand ces boutons suppurent une matière transparente qui devient en gale, la peau se sillonne et se fend en divers endroits, particulièrement aux pieds.

On doit faire, plusieurs fois par jour, surtout avant l'éruption et durant les frissons, de bonnee frictions avec des draps grossiers, ou avec des bouchons de paille, qu'on peut même humecter de quelques huiles pénétrantes. Demi-heure après chaque saignée, on leur fera prendre le breuvage suivant: On fait bouillir, pendant un quart d'heure, une poignée d'absynthe, de sauge, de cresson d'eau, qu'on coupera bien menus dans une pinte de vin et autant d'eau; après avoir coulé à travers un linge, on ajoutera à la liqueur une demi-once de safran coupé bien menu; l'on partagera le tout en quatre parties égales, qu'on donnera à la bête malade de quatre heures en quatre heures, après l'avoir fait chauffer, et ne rien lui donner dans l'intervale des prises. Si la maladie augmente, on lui donnera le breuvage suivant: Prenez chopine de bon vin, demi-once de fiente de pigeon fraîche, et à son défaut, de celle de poule, mais un peu plus, deux gros de soufre, un gros d'ellébore noir en poudre, trois gros de salpêtre, un gros de sabine pour les bœufs, demi-gros pour les jeunes taureaux et pour les vaches (si elle sont pleines, il ne leur faut donner ni ellébore, ni sabine), une grosse poignée de graines de genièvre bien écrasées; laissez infuser le tout pendant demi-heure sur cendre chaude, ne le faites pas bouillir. Ce breuvage doit être partagé en deux prises, qui seront données à douze heures de distance l'une de l'autre: on réitèrera ce remède selon le besoin. Pendant toute la maladie on aura soin de lui faire boire très-souvent de l'eau, dans laquelle on aura fait bouillir de la bourrache et buglosse, plantes cordiales.

Un médecin italien prescrit cet autre remède. Après avoir tiré au bœuf malade autant de sang qu'on en tire à un cheval en le saignant au-dessus de l'œil droit ou gauche indifféremment, vous mettrez dans un vase de terre, qui tienne environ demi-setier, trois cuillerées de fleur de soufre, une de sel commun, avec autant de graines de genièvre vertes; après avoir mêlé le tout ensemble; on en donnera chaque jour une pincée à chaque bête, avant qu'elle sorte de l'étable. On peut encore lui faire avaler par-dessus deux verres d'urine d'enfant.

Voici un breuvage que la société des médecins de Genève préfère aux autres: On fera une forte décoction avec de la racine de scorsonère et de caryophilata ou racise, de chacune quatre poignées, dans vingt-quatre livres d'eau, que l'on réduira à seize, y ajoutant quatre onces de corne de cerf, ou, si l'on veut, autant de poudre d'os de bœuf râpés ou brûlés, surtout de ceux de la cuisse. On donnera, deux ou trois fois par jour, durant tout le temps de la maladie, deux grandes écuellées de cette décoction, le plus chaudement que l'animal le pourra souffrir.

Dès le second jour de la maladie, on fera un séton à la partie du cou, appelée le fanon; on peut encore en faire un à la crinière et au haut de la queue : tous les médecins en prescrivent et en louent l'usage. Si l'animal en avait avant que de tomber malade, il faut les renouveler et en faire d'autres, et les bien faire suppurer.

La manière d'appliquer ces sétons, c'est d'élever la peau de dessus le cou, le plus qu'on le peut, en la pinçant ; ensuite la percer avec un fer rouge de la grosseur du doigt, passez à travers le trou, une corde ou mèche qui sera frottée ou trempée dans un onguent nommé suppuratif (il se trouve chez les apothicaires) ; à son défaut on se servira de vieux-oing. Quand les sétons suppurent, il faut les panser tous les jours, en tirant doucement la mèche, crainte de la faire passer entièrement. A chaque pansement on mettra de l'onguent suppuratif à l'entrée de chaque trou, et l'on renouvellera la corde, quand la première sera hors d'état de servir ; car il faut entretenir les sétons le plus long-temps que l'on pourra.

Les glandes parotides (celles qui sont dans le voisinage et derrrière l'oreille,) étant enflées, il faut y appliquer le bouton de feu, et y faire un cautère qui suppure abondamment.

Dès qu'on s'aperçoit de la salivation, ce quiarrive au commencement de la maladie, il faut passer dans la gueule du bétail malade un bâton de saule en travers, afin de faire couler la bave, et lui tenir la tête penchée, afin qu'il n'avale pas ces matières.

Pour les pustules de la langue, durant la petite-vérole, les auteurs ordonnent à peu près les mêmes remèdes que pour le chancre ou charbon volant dont on a parlé ci-dessus. Il faut racler les pustules avec une pièce d'argent, qu'on doit laver après s'en être servi. Après que la plaie a saigné, il faut la nettoyer avec de l'eau fraîche, tremper un morceau de drap dans du vinaigre et du sel, dont on frotte plusieurs fois la plaie : prenez ensuite de l'ail, de la sauge, de la grande ou petite jombarbe, du plantin, de la racine d'impératoire, pilez le tout ensemble, puis le mêlez avec du sel, de l'alun et du vinaigre, et lui en frottez la langue et la gorge assez long-temps.

On seringuera du vin chaud dans les naseaux, on en lavera aussi les cavités et les yeux de ces animaux. S'il leur vient au fondement des pustules, a peu près semblables à celles de la langue, on les raclera jusqu'à ce qu'elles saignent ; on prendra ensuite une poignée de lierre terrestre (dit vulgairement : herbe de Saint-Jean), après l'avoir pilé, on en frottera les endroits raclés ; on mettra ensuite un poireau dans le fondement. Le remède ordonné pour les pustules de la langue, peut aussi servir pour celles du dos.

On leur donnera, pendant toute la maladie, un breuvage fait avec de la farine d'orge ou de froment, à laquelle on peut ajouter du gramen ou du chiendent, des feuilles de violettes et de chicorée. On leur donnera du foin sec, auquel on mêlera de la bourache et de la buglosse ; d'ailleurs, le breuvage précédent leur tiendra lieu de nourriture.

On ne doit laisser dans les étables des bêtes malades, que de la paille et du foin, en éloiguer toute immondice, et n'y point loger d'autres animaux. Au cas que ces bêtes aient le ventre extrêmement resserré, on leur donnera quelques lavemens avec la simple décoction de mauves, violettes et autres herbes.

Les accidens qui arrivent (outre le cours de la maladie), sont ordinairement un frisson convulsif, une fièvre ardente, un épuisement total, causé par l'abondante salivation et la dyssenterie. Cet accident est ordinairement mortel ; cependant, on pourra donner de la gelée d'os, faire avaler des poudres absorbantes, comme les coquilles d'œufs, la mère de perle, la poudre d'os de bœuf brûlés : on pourra y ajouter le remède suivant ; prescrit par M. Drouin, chirurgien-major des Gardes-du-Corps du Roi.

Pour le flux de sag des bestiaux.

On prendra une chopine de vin rouge, rose de provins, deux gros; demi-once de poudre de coques de gland, une demi-muscade, trois gros de poudre très-fine de brique ou de tuile; faites infuser le tout une demi-heure sur la cendre chaude, puis on donnera ce remède à l'animal, et on le laissera quatre heures après sans lui faire rien prendre. Si l'on a du sumac ou du bol, on en mettra demi-once de chacun dans le susdit breuvage, et l'on réitérera ce remède selon le besoin.

Il est une autre espèce de flux de sang nommé *lente :* pour le guérir, prenez une grosse poignée d'une plante nommée verveine, et la faites bouillir dans un pot de vin, jusqu'à ce qu'il soit réduit à moitié; on fera prendre cette boisson à la bête malade, le plus chaud qu'on pourra, et aussitôt on lui fera manger un picotin de seigle. Il faudra bien la couvrir, et ne lui donner de nourriture que deux heures après.

Préservatif.

Quand le bruit, souvent trop certain, d'une peste sur les animaux, se répand dans un pays, il faut prendre toutes les précautions pour s'en préserver. Si on attend que le mal se soit manifesté, les remèdes différemment combinés sont au moins utiles.

Il faut traiter comme pestiférés, ceux qui ont mangé et cohabité avec ceux qui avaient la peste. On visitera deux fois par jour son bétail. Lorsqu'il sera au pâturage, il faut faire laver les étables, faire frotter les crêches, les rateliers et les piliers des élables avec de l'eau, dans laquelle on aura fait tremper des herber aromatiques, comme thim, sauge, laurier, origan et marjolaine.

Comme on soupçonne les brouillards et la rosée d'être une cause de la maladie des bestiaux, il faut observer alors de ne les mener paître dans les prés, qu'après que les brouillards sont tombés et la rosée dissipée, et ne leur donner que du bon foin sec et en petite quantité, pour les nourrir et non les engraisser; car l'expérience apprend que les bœufs gras sont les premiers attaqués de cette maladie, qui en trois jours les rend fort secs; au lieu que le bétail maigre est rarement atteint de cette contagion, et en guérit plus facilement. Dès le moindre soupçon de ces accidens, qui se manifestent tout-à-coup, quelquefois par dégoût, pleurs, abattement, tumeurs et abcès, il sera bon de faire prendre au bœuf soupçonné une once de thériaque, qui est un remède éprouvé. Des particuliers ont préservé leur bétail de tout accident, en le gardant dans les étables, et en faisant prendre, tous les matins, à chaque bœuf ou vache un picotin de son avec de l'ail, du genièvre et du soufre.

On ne saurait trop tôt éloigner les bêtes saines des lieux où est la maladie ; il leur faut donc une étable à part éloignée, où il ait ni moutons ni cochons, où il n'y entre rien de ce qui a servi aux bêtes malades, non pas même ceux qui en ont eu soin. Le meilleur préservatif est quelquefois de ne rien changer dans le regime de vie, et surtout de ne rien faire qui puisse altérer la constitution du sang, en l'échauffant et le fondant. Il ne faut pas faire aller aux champs les bêtes malades et les saines par le même chemin. On allumera de petits feux autour des lieux où ces animaux paissent. Le bois de genévrier est le plus convenable pour cela. On ne tiendra pas le bétail dans l'humidité de ses excrémens, on changera sa litière de temps en temps ; on parfumera surtout les étables deux fois le jour : le matin, lorsque les bestiaux iront aux champs, et deux heures avant qu'ils rentrent. Les parfums peuvent être de plusieurs sortes; ceux qu'on trouve partout, et qui sont de peu de valeur, sont la graine et le bois de laurier, de genièvre, les feuilles de romarin, sauge, rue, lavande, thym, etc., séchées et brûlées, et l'encens, la poix, le soufre, la poudre à canon et le mastic: On tiendra les portes et fenêtres, ouvertures de l'étable fermées, et on ne les ouvrira que peu de temps avant que le bétail y entre. Cette fumigation se fera en jetant quelques-unes de ces matières peu à peu dans un réchaud de feu. Le bon vinaigre, où l'on a mis infuser des feuilles de rue, versé sur des briques chaudes, est un excellent préservatif contre toutes sortes de peste. On mettra de trois jours en trois jours, dans l'abreuvoir, de l'antimoine cru, mis en poudre très-fine, sur laquelle on jettera l'eau qu'on veut leur faire boire. On pourra frotter d'ail les bords de leur auge et les rateliers. Dans les autres jours vous prendrez de la chicorée, du laiteron (par corruption laitugon), du chardon bénit, de la scorsonère, du gramen dit chiendent, avec un peu d'orge, que vous hacherez bien menu, vous mettrez le tout dans l'abreuvoir, vous jetterez de l'eau dessus, laissant quelque temps les herbes infuser exposées au soleil, et vous donnerez cette eau à boire à votre bétail.

On peut placer gros comme une fève d'*assa-fœtida* dans un trou fait au ratelier auprès de la longe, afin que l'animal en sente l'odeur. On peut leur pendre au cou gros comme un pois de camphre plié dans un morceau de cuir, et à son défaut une tête d'ail ou un crapaud séché au four. La poudre de crapaud est un excellent préservatif. Il n'est pas mal de leur en faire prendre deux ou trois fois la semaine, deux ou trois gros chaque fois dans une chopine de vin. Quelques-uns suspendent sur la tête de leurs bestiaux un oignon fendu en quatre; dans les mêmes vues, d'autres assignent pour un excellent préservatif le remède suivant: Prenez orviétan et thériaque, trois drachmes; gingembre, girofle et canelle, un drachme; genièvre en grain et poivre concassé, deux drachmes de chacud; et une muscade de moyenne grosseur, qu'il faut concasser; faites infuser le tout dans un pot couvert pendant cinq à six heures au moins dans une pinte de bon vin rouge. Avant de donle remède, remuez bien le tout, de manière que le marc suive l'infusion, et ne le donnez qu'après que la bête a été cinq à six heures sans manger.

Enfin, il ne faut pas manquer de faire des sétons au fanon, à la langue et ailleurs et les faire bien suppurer.

Remède expérimenté et ordonné par Arrêt du parlement de Rouen du 13 Mars 1745, pour prévenir et guérir la maladie contagieuse qui régnait alors sur les bêtes à cornes.

1° Pour prévenir le mal, il faut faire infuser des aulx concassés avec quelques pincées de poivre dans du bon vinaigre, pendant vingt-quatre heures, et en laver la gueule des animaux, après leur avoir ratissé la langue presque jusqu'au sang avec une cuiller d'argent, et ce, le faire plusieurs fois.

2° Pour les guérir, lorsqu'ils sont attaqués il faudra d'abord faire comme ci-dessus, et leur faire avaler une chopine de vin, dans laquelle on aura mis le quart d'once de thériaque, ensuite herbir l'animal à la lampe, en perçant la peau qui pend entre les jambes de devant, et mettre dans le trou une racine d'ellébore noir, faute duquel on peut employer le garou, l'herbe-aux-gueux, le pied-de-veau ou le tithymale : cette plante fera enfler et y ramasser une tumeur où sera le venin, que l'on percera. Si elle n'enfle pas la bête est perdue. Il faudra laver la plaie plusieurs fois avec du vin chaud, après avoir ôté la racine, dans lequel on aura fait bouillir des herbes odoriférantes, thym, laurier, etc.

Il faudra aussi avoir la précaution que ce qui sortira de la tumeur ne soit pas renversé par terre; on aura la même attention pour le sang qu'on leur tire, de crainte que d'autres animaux ne lèche la terre. Ceux qui font ces opérations, doivent avoir les mains et les bras bien graissés jusqu'au coude avec du beurre frais, si on en a, et après l'opération, se bien laver avec de l'eau de vie et s'essuyer.

Voici un autre remède pratiqué en Champagne, avec quelque succès, durant de semblables maladies. Après avoir raclé les pustules jusqu'au sang avec une cuiller ou pièce d'argent, et les avoir frottées avec du lierre terrestre pilé, on mettra des poireaux dans le fondement, puis on prend une pinte de lait frais, quatre ou cinq jaunes d'œufs frais deux poignées de chenevis bien pilé, environ une charge de fusil de poudre à canon pour un gros bœuf, et les deux tiers pour un petit, avec un peu de savon; il faut piler la poudre, mêler le tout ensemble, et le faire avaler à la bête malade.

En d'autres pays on s'est servi d'un verre d'eau de vie, dans lequel on a délayé gros comme une noix d'orviétan et une charge de poudre à tirer, qu'on a fait boire quelques jours à la bête malade. On se sert encore du remède suivant: Une chopine de vinaigre, trois cuillerées de soufre, une cuillerée de sel et autant de poivre bouilli un moment, dans le quel on a jeté trois poignées de suie bien passée, et remuée ensuite avec un bâton, et reposée pendant demiheure: on le fait boire avec une corne à la bête. On la laisse ensuite reposer trois heures dans une étable séparée, avant que de lui donner à manger : ce remède en a sauvé, surtout quand il a été donné aussitôt que la bête a paru malade.

Abcès internes.

Pour guérir les animaux attaqués intérieurement d'une espèce d'apostume qu'on nomme pulmonie, on a mis depuis peu en usage avec succès dans la Savoie le remède suivant : Prenez demi-once d'aloës succotrin, deux gros de foie d'antimoine, deux gros de fleur de soufre : après avoir reduit le tout en poudre, faites-en avaler aux bestiaux avec une corne, par-dessus du vin. La dose pour un bœuf est une once; pour une vache, sept gros : pour un veau d'un an, six gros : aux autres à proportion de l'âge. Pour plus grande commodité, on peut former de ces poudres un opiat, en les liant avec du sirop de genièvre, ou d'autres plantes aromatiques; on la pourra délayer dans du vin comme la thériaque.

Remède contre la rage, fort éprouvé.

Pour les hommes.

Prenez la coquille de dessous d'une huitre à l'écaille mâle, c'est-à-dire, de celles dont le poisson a un bord noir; et dont l'écaille a en-dedans des marques qui sont noires quand l'huître est vieille, et qui sont jaunes quand l'huître est encore jeune; faites-la calciner au feu ou au four, jusqu'à ce qu'elle se rompe sans effort; réduisez-la en poudre impalpable, et si vous pouvez, passez-la au tamis; ensuite faites-la prendre au malade; il y a trois manières de donner ce remède.

La première, et celle qui agit le plus promptement, est de le donner en bol comme le quinquina, en mettant cette poudre simplement dans du pain à chanter mouillé, et en multipliant les bols à proportion de la facilité avec laquelle le malade pourra les avaler.

La seconde est de le donner dans du vin blanc. La troisième est de battre cette poudre dans quatre œufs frais, et d'en faire une omelette avec de l'huile, et non avec du beurre, qui empêcherait absolument l'effet: on fait manger cette omelette au malade sans pain et sans boire.

La dose ordinaire pour ceux qui sont mordus à sang, et pour ceux qui ont été à la mer et n'en ont point été guéris, est le poids de quatre gros pour chacun des trois jours; il faut le donner au malade, le premier jour au moment qu'il se présente, les deux autres jours à jeun, et qu'il ne mange que trois heures après l'avoir pris.

Quand le malade n'a été que pincé, léché ou éraflé, ou qu'il se trouve dans une grande crainte, qui est souvent aussi dangereuse que la morsure à sang, la dose n'est que le poids de deux gros, et il ne doit en prendre qu'une seule fois.

Pour les bêtes.

La dose pour les animaux doit se proportionner à leur grosseur et leur être donnée avec quelque chose qu'ils aiment, pourvu qu'il n'y ait point de beurre. L'effet en serait plus prompt, si on pouvait leur faire avaler cette poudre avec de l'eau ou du vin.

Quand on fait prendre ce remède aux chiens, on en ôte les œufs, et on emploie seulement l'huile d'olive pour y mettre la poudre d'écaille.

A l'égard des chevaux, bœufs et vaches, il faut la poudre de quatre à cinq écailles avec l'huile d'olive, et faire le reste comme pour l'homme.

Il est bon de faire provision de cette poudre d'écaille, afin d'en avoir toujours en réserve, surtout dans les pays où ces écailles sont rares; la poudre ne s'en corrompt point.

Conclusions.

Il faut bien observer que tous les rémèdes qu'on a prescrits ci-dessus pour des maux si difficiles à guérir, et qui ont réussi en plusieurs provinces de France et d'Italie, pourraient bien ne pas convenir à ceux des maux qui peuvent se faire sentir ailleurs avec des symptômes différens. C'est aux médecins, maréchaux et experts à décider si tel ou tel remède convient; il faut surtout se méfier de ces charlatans, hommes à prétendus secrets, qui ruinent les paysans par leurs antidotes donnés témérairement et sans connaissance.

Il serait à souhaiter que chaque laboureur eût chez lui une petite apothicairerie où il se trouvât les remèdes dont il peut journellement avoir besoin pour son bétail, nous ne disons pas, et pour lui-même; car, le paysan est plus attentif aux maladies de son bœuf, de sa vache, qu'aux siennes propres, ou qu'à celles de sa famille. Il doit avoir un peu de thériaque ou d'orviétan : souvent il n'est pas temps d'aller frapper à la porte d'un voisin qui peut n'en être pas mieux muni; et au défaud d'un petit secours, l'animal en mourant ruine son maître. Je suppose certains paysans hors d'état d'avoir leur provision de remèdes, pour lesquels il leur faudrait debourser de l'argent; du moins leur négligence n'est pas pardonnable, s'ils ne cultivent pas dans leurs jardins les plantes aromatiques qui leur sont d'un usage journalier. Les terres incultes sont hérissées de genévriers qui portent les graines de genièvre, qu'on doit recueillir, sans guère plus différer, au mois d'octobre. Combien peu de paysans ont leur provision de ces graines, qui sont le café des pauvres, comme l'ail est leur thériaque! Peut-être foulons-nous sous nos pieds les remèdes à la plupart de nos maux, et nous n'estimons que ceux qui viennent de loin.

Remède contre la maladie appelée surlangue *ou* chancre-vollant, *qui attaque les bœufs, vaches, etc.*

Ce mal se manifeste par une espèce de pustule ou vessie, qui survient au bétail au-dessus ou au-dessous de la langue, ou plus bas contre le gosier, où il se fait une pourriture qui leur fait tomber la langue en vingt-quatre heures, si l'on n'y apporte promptement le remède suivant.

I. Il faut racler la plaie, vessie, ou crevasse, avec une cuiller ou pièce d'argent, jusqu'à ce qu'elle saigne bien, et il faut éviter que la bête n'avale ce qui se détache en raclant.

II. Il faut ensuite laver la plaie avec de l'eau fraîche.

III. Il faut prendre une pièce ou coupeau de drap rouge ou écarlate, la tremper dans du vinaigre et du sel et en frotter la plaie plusieurs fois, la trempant chaque fois; puis on aura soin de brûler ladite pièce de drap, pour éviter l'infection, et ce morceau de drap ne pourra servir que pour une seule bête malade.

IV. Il faut prendre de l'ail, de la sauge, artichauts sauvages, qu'on appelle autrement jombarbe et en latin, *simper vivum majus*, qui croît sur les toits ou murailles; du plantin, de la racine d'impératoire; piler le tout ensemble, puis le mêler avec du sel, de l'alun et du vinaigre, et en frotter la plaie et toute la gorge assez long-temps.

V. Celui qui traitera le bétail malade, doit avoir soin de se bien laver les mains avec de l'eau de vie ou du vinaigre, pour éviter la communication de ce mal.

Préservatif.

Lorsque ce mal survient dans le pays, il faut être attentif à visiter souvent la langue et toute la gorge du bétail, et la lui laver de temps en temps avec du vinaigre et du sel, et donner à manger, tant au bétail sain qu'au malade, du pain avec de bonnes herbes hachées et mêlées avec du sel.

EXTRAIT

Des Registres de la Chambre de Santé de Genève.

Sur les moyens de préserver les bestiaux des maladies épizootiques.

Conseils et précautions vétérinaires.

Les habitans de la campagne sont avertis que des observations judicieuses et des expériences très-fidèlement suivies, ont démontré aux nations attentives et éclairées, que les maladies les plus graves, susceptibles de contagion, et capables d'infecter de contagion, et capables d'infecter bientôt tout ce qui les entoure, tirent souvent leur origine de la malpropreté dans laquelle les particuliers laissent leurs bestiaux, et de l'infection de l'air corrompu qui règne dans leurs écuries.

En conséquence, les propriétaires de bétail sont très-particulièrement invités :

1° A prendre soin d'aérer fréquemment leurs écuries, sans craindre d'y laisser entrer l'air frais, qui est infiniment moins nuisible que les exhalaisons renfermées et échauffées ;

2° A en enlever le fumier très-fréquemment qu'ils ne le font d'ordinaire, et à en renouveler plus souvent la litière ;

3° A en laver de temps en temps les crèches et les rateliers, avec de l'eau de lessive de cendres (*) ;

4° A faire sortir le bétail une ou deux fois chaque jour, lorsque le temps et la saison le permettent, pour qu'il puisse prendre de l'air et du mouvement, qui sont tous si nécessaires à la santé ;

5° A le faire frotter tous les jours, matin et soir, avec un bouchon de paille, et à le laver même de temps en temps ;

6° A l'abreuver hors de l'écurie, toutes les fois qu'il n'y aura pas d'obstacle majeur ;

7° A lui donner habituellement sa nourriture à dose réglée, de manière que son estomac n'en soit pas surchargé ;

8° Enfin, à ne pas le laisser paître dans des lieux marécageux ou humides, après le coucher du soleil.

RÉGLEMENS PROVISIONNELS,

Pour les cas de maladies épizootiques existantes ou menaçantes.

L'INSPECTEUR de chaque commune visi-

(*) On pourra aussi se servir d'un vernis fait avec de l'huile d'aspic, et chargé de camphre.

tera féquemment le bétail de son ressort, et apposera à chaque bête la marque aux armes de la République, qui lui a été remise; il tiendra un registre des bêtes qu'il aura marquées, de leur vente, échange ou mort.

Aucune bête à corne ne pouvant être introduite sur le territoire de la République, sans un billet de santé en bonne règle, il la fera visiter, et examinera le billet, pour que, s'il le trouve légal, il en accorde l'entrée, ou que, dans le cas contraire, ou de doute, il refuse son acquiescement, pourvoie à son renvoi immédiat, ordonne le nettoiement de l'écurie où elle aurait pu être introduite, et il fera son rapport à l'administration.

Aucun particulier ne pourra accorder l'entrée dans ses écuries à une bête qui n'aurait pas été marquée par l'inspecteur.

L'introduction des cuirs non préparés dans le territoire de la République, ne pourra se faire que sous les mêmes précautions, et moyennant la même inspection que pour le bétail même.

Chaque particulier portera la plus exacte attention à la santé de son bétail; et au plus léger indice de maladie, surtout lorsqu'il aurait jugé convenable de lui administrer le remède le plus simple, il en avertira l'inspecteur.

Celui-ci se trasportera immédiatement vers la bête malade; et après l'avoir examinée, il donnera les conseils et secours provisionnels, selon les caractères de la maladie, et informera dans les vingt-quatre heures l'administration, soit en personne, soit par écrit.

Lorsqu'on soupçonnera l'existance de quelque maladie grave ou contagieuse dans quelque écurie, dès que l'inspecteur aura fait sa visite et son rapport, ainsi qu'il est ordonné, il procédera, soit seul, soit, autant que faire se pourra, en présence de l'assesseur, aux soins, précautions et traitemens suivans, en attendant des ordres ultérieurs de l'administration, ou des avis et directions de la chambre de Santé.

Il fera séquestrer les bêtes et l'écurie où la maladie s'est manifestée, et ne permettra pas qu'aucune espèce d'animal y entre ou en sorte.

Il pourvoira à ce que les bêtes qui y sont renfermées, ne soient soignées et pansées que par le même personne, qui aura l'attention de se couvrir d'un vêtement ou chemise de toile, qu'elle jettera dans de l'eau vinaigrée, en sortant de l'écurie, ayant soin de se laver les mains et le visage dans la même eau. L'inspecteur se soumettra lui-même à ces moyens de précaution.

Il fera parfumer l'écurie, en faisant brûler, soir et matin, sur un réchaud, un mélange de vinaigre et d'*assa-fœtida*; on en brûlera de même au dehors et à l'entour.

Il ordonnera le transport du fumier à la distance de 30 ou 40 toises de l'écurie.

Il prescrira qu'on fasse boire, à toutes les bêtes qui y sont renfermées, de l'eau qui contienne une dissolution d'*assa-fœtida* dans le vinaigre, oudans laquelle on ait mêlé de l'ail ou de l'oignon broyé dans le vinaigre.

Il leur en fera frotter le tête et le corps, ainsi que les créches et les murs.

Enfin, il fera planter un signal, ou afficher un écriteau au-dehors de l'écurie, pour avertir de l'infection qui y règne.

INSTRUCTION

Pour les personnes chargées par le Gouvernement. ou par la Chambre de Santé, de se transporter dans les Districts infectés de quelque maladie épizootique présumée contagieuse.

Les personnes chargées, ensuite du rapport de l'inspecteur ou de l'assesseur, de se transporter sur les lieux infectés de quelque maladie du bétail, se feront accompagner d'un médecin vétérinaire éclairé, ou d'une personne réputée par ses connaissances sur les maladies épizootiques, et d'un membre de la faculté ayant des lumières anatomiques.

Dès qu'elles seront arrivées à leur destination, elles se feront rendre compte par l'inspecteur, en présence de l'assesseur et du propriétaire des bestiaux malades, de tout ce qui est parvenu à sa connaissance sur ce fait, des mesures qu'il aura prises, et de la manière dont il aura procédé provisionellement. Il en sera dressé immédiatement un procès-verbal qu'il signera.

Elles procèderont à la visite des écuries et des bestiaux malades et suspects, en observant de prendre les précautions convenables et recommandées pour ne pas transporter les miasmes contagieux ; et, en conséquence, elles éviteront de s'approcher des autres écuries et du bétail sain, lorsqu'elles auront fait leur inspection.

Si leur examen et les renseignemens qu'elles recevront, confirment l'existence d'une maladie contagieuse et grave, elles feront assommer chaque bête malade, et elles prendront toutes les précautions pour qu'elle soit enterrée en entier à une profondeur de dix pieds, dans un lieu escarpé, couvert de chaux et où le bétail ne pénètre pas.

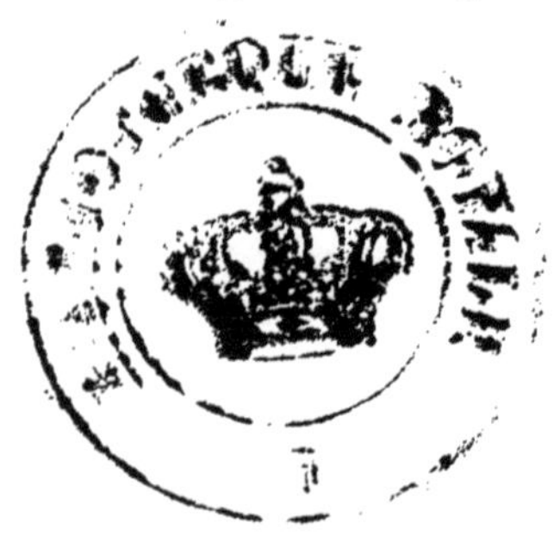

Elles ponrvoiront à un séquestre rigoureux de l'écurie, du fourrage et de toutes les bêtes de la Commune.

Elles conviendront d'un traitement général et particulier pour la maladie, selon qu'elles l'auront jugée, et elles le laisseront par écrit à l'inspecteur, pour qu'il l'applique, le suive et le dirige sous sa responsabilité.

Enfin, si la maladie continue ses ravages, et suivant la connaissance qu'elles en acquerront par des rapports exacts et fréquens de l'inspecteur, elles se transporteront, chaque semaine, sur les lieux.

FIN.

www.ingramcontent.com/pod-product-compliance
Ingram Content Group UK Ltd.
Pitfield, Milton Keynes, MK11 3LW, UK
UKHW020914180726
13838UKWH00002B/536